1

Freiheit durch Selbststeuerung

Ohne Selbst keine Selbstbestimmung

Mit Selbststeuerung lässt sich im Leben vieles, ohne sie nichts erreichen. Ihre wahre Bedeutung liegt jedoch nicht in der Ansteuerung hehrer oder spektakulärer Ziele. Ihr tiefer Sinn liegt darin, unser ganz eigenes, wahres Leben zu leben und zu uns selbst, zu unserer ureigenen Identität zu finden. Wer – wie es ein Kleinkind tut – nur seinen spontanen Impulsen nachgibt oder unvermittelt und ohne Sinn und Verstand nach allem greift, sich alles einverleibt oder alles haben muss, was ihm[1] hingehalten wird, hat kein Selbst. Die Weisheit unserer Sprache verrät es: Wir können uns selbst verlieren. Wir können uns nicht nur an unsere Impulse und Affekte verlieren, sondern auch an Dinge, Waren und an die auf uns einwirkenden Reize. Ein Selbst, auch das kann man am sich entwickelnden Kleinkind beobachten, entsteht erst dann, wenn wir etwas Abstand zu unseren Emotionen, zu den Objekten und den Reizen der uns umgebenden Welt gewinnen, wenn wir innehalten und darüber nachdenken können, was wir wirklich wollen. Zum Selbst gehört also, einen Plan zu haben und auf dieser Grundlage etwas besonders Beglückendes zu tun, nämlich für sich eine eigene, ganz individuelle Zukunft zu entwerfen. Ich werde nicht nur zeigen, dass wir Menschen –

entgegen dem, was uns immer wieder weisgemacht werden soll – einen freien Willen haben, mit dem wir uns steuern und unser individuelles Selbst leben können. Ich möchte auch den heilsamen Einfluss deutlich machen, der von einer intakten Selbststeuerung auf unsere Gesundheit ausgeht.

Wo kein Selbst ist, kann es auch keine Selbststeuerung geben. Das Glück, ein Selbst zu fühlen, ist fast jedem Menschen widerfahren, auch wenn sich mancher gar nicht mehr erinnert. Wann war es, als wir erstmals im Leben ein großes Gefühl von Selbst-Sein und der damit verbundenen Freiheit verspürten? Die frühesten derartigen Momente, an die wir uns erinnern können, beschreiben meist Situationen von großer Einfachheit und Natürlichkeit, Situationen jedenfalls, in denen Konsumartikel aus dem Warenarsenal unserer Wohlstandsgesellschaften kaum eine Rolle spielen. Manche erinnern sich an einen ersten derartigen Moment schon in frühster Kindheit, etwa beim ersten freien Gehen. Die meisten datieren das Gefühl eines ersten tief erlebten Selbst-Seins in die Zeit am Ende der Adoleszenz – wie zum Beispiel auf eine erste selbstständige Reise, die typischerweise mit geringsten finanziellen Mitteln bestritten werden musste. Häufig ist es auch der Auszug von zu Hause, das erste bescheidene eigene Zimmer, die erste sexuelle Begegnung oder ein tief gehendes Naturerlebnis, welches wir mit einer ersten Erfahrung der Selbststeuerung verbinden.

Interessanterweise war es für viele Menschen ein bewusstes Handeln gegen die Konvention oder ein absichtsvoll herbeigeführtes Verzichtserlebnis, welches mit einem erstmaligen tiefen Gefühl der Selbstbestimmung verbunden war. Selbst sein heißt auch: anders sein als die anderen. Doch was ist aus uns geworden, was hat das Leben mit uns gemacht, was

Die Effekte des »Priming« 99

Das System der Spiegelneurone 103

Der »Stereotype Threat« 106

Der freie Wille: Ein dialogischer, die Wahrheit
suchender sozialer Akteur 109

5 AKTIVIERUNG DER SELBSTSTEUERUNG: EIN KRITERIUM GUTER MEDIZIN 113

Die nicht ausgeschöpften Potenziale der Schulmedizin 113

»Es ist der Geist, der sich den Körper baut« – Die Beteiligung
der Psyche an der Steuerung biologischer Prozesse 115

Ein starkes Medikament für
den Menschen: Der andere Mensch 119

Die Schnittstelle zwischen sozialem
Umfeld und Biologie des Körpers 121

Kommunikation, die krank macht 122

Die Aktivierung des »Inneren Arztes« im Patienten 125

Der Einfluss des ärztlichen Wortes auf
die Selbststeuerung des Patienten 128

Die Diagnose – Teil der Lösung oder Teil des Problems? 131

6 HOHEITSGEBIET DER SELBSTSTEUERUNG: DIE PERSÖNLICHE GESUNDHEIT 135

Kein Bedarf an Moralaposteln –
Ein jeder nach seiner Fasson! 135

Wie Beziehungen und Lebensstile unsere Gene steuern 137

Krebs und Krankheiten von Herz und Kreislauf:
Begünstigungs- und Schutzfaktoren 139

Haben Gewohnheitsmenschen und Suchtgefährdete
keinen freien Willen? 141

Im Dienste des freien Willens –
Die kognitive Trickkiste des Geistes 144

Verhaltensveränderungen durchsetzen
und im Alltag verankern 146

Krankheit als Herausforderung 147

Aufbruch und Stärkung der Selbst-Kräfte 151

Unverzichtbar: Evidenzbasierte Medizin 152

Krankheit als Anlass für Veränderung 154

Das Leben neu entdecken:
Die Zuwendung zur eigenen Person 156

Selbststeuerung als Demenzprophylaxe 161

7 SCHLUSSBETRACHTUNG UND RESÜMEE 165

DANK 171
ZITIERTE LITERATUR 173
ANMERKUNGEN 193
REGISTER 231

haben wir – durch das Leben – mit uns machen lassen? Viel häufiger, als uns bewusst ist, folgt unser Verhalten im Alltag nicht dem, wofür wir mit unserer Identität tatsächlich stehen, also dem, was wir wirklich gerne tun würden oder für richtig halten. Stattdessen leben wir weitgehend in Routine. Unser Verhalten folgt größtenteils dem Druck der Anpassung an das, was andere tun, oder den Automatismen zwischen Reiz und Reaktion. Inwieweit geht unser Leben über den Minihorizont wirklich noch hinaus, der vom Signalton aus einem unserer vielen medialen Gadgets zu unserer sofortigen Antwortreaktion reicht, oder vom kostenlos angebotenen Snack zum sofortigen Konsum desselben? Zur Überflutung mit Reizen und Waren hinzu kommt die Hetze. Der Umstand, dass über sieben Milliarden Menschen ihren Anteil an den begrenzten Ressourcen unserer Erde suchen, zwingt uns zur Arbeit, was diverse, wenig beeinflussbare Abhängigkeiten nach sich zieht[2]. Die Notwendigkeit zu arbeiten beschert uns einen Zustand fortwährender Geschäftigkeit, den wir Stress nennen. Auch an diesen Zustand haben sich – ähnlich wie an den Zustand des Konformismus und des andauernden Konsums – viele aber schon so gewöhnt, dass sie ihn auch dann, wenn es möglich wäre, nicht ändern.

Möglichkeiten zur Selbstbestimmung werden uns nicht nur genommen, wir nehmen sie uns auch selbst. Weit mehr als erforderlich, unterwerfen wir uns dem Druck des Konformismus und der Anpassung an die vermuteten Erwartungen anderer. Der Überfluss und die allgegenwärtige Verfügbarkeit von billigen, oft minderwertigen und ungesunden Nahrungs- und Genussmitteln fördern Abhängigkeit und Suchtverhalten. Die an sich fantastischen Möglichkeiten, die uns Computer, Smartphones und soziale Netzwerke bieten, sind dabei, unsere Freiheit und Selbstbestimmung fast sklavenartig einzuengen. Mehr als vier Fünftel sind, Umfragen aus den USA zufolge, zum Abspannen und Nichtstun gar nicht mehr in der Lage. Unverhoffte Gelegenheiten zum Innehalten – und erst recht zur Muße – bringen manche Zeitgenossen paradoxerweise in große Schwierigkeiten. So versetzten sich zahlreiche Teilnehmer eines wissenschaftlichen Experiments während einer ihnen gewährten 15-minütigen Auszeit lieber freiwillig kurze Stromstöße mit einem zufällig bereitstehenden Gerät, anstatt einfach nichts zu tun, nur um keine Langeweile mit sich selbst zu erleben[3]. Wer kein Selbst hat, möchte diese missliche Tatsache lieber gar nicht erst entdecken. Wie finden wir den Weg aus einer von Selbstverlust, verlorener Selbstbestimmung und Stress gekennzeichneten Situation? Angesichts vieler Abhängigkeiten und Zwänge, in die wir uns hineinbegeben haben, wünschen sich viele Menschen einen Befreiungsschlag. Doch diese Option würde nichts zum Besseren wenden. Lebensgewohnheiten und Verhaltensmuster sind in Netzwerken unseres Gehirns festgeschrieben und lassen sich nur im Laufe eines längeren Lern- und Übungsprozesses verändern. In welche Richtung sollte dieser Prozess gehen?

Das Ziel sollte sein, Freiheitsgrade zu erhöhen, Selbstbestimmung zu stärken und wieder etwas von dem Glück spürbar zu machen, das aus den erinnerten Episoden sprach, von denen eingangs die Rede war. Und dieses Glück war eben kein durch die Warenwelt einlösbares, konsumatorisches Glück, kein Fast-Food-Glück mit seinen rein hedonischen, also nur auf kurzfristiges Wohlbefinden zielenden Befriedigungen. Es ist ein tieferes, eudaimonisches[4] Glück, bei dem es darum geht, sich größere, längerfristige Ziele zu setzen, tiefe und sinnhafte Erfahrungen zu machen, aufzubrechen, einen eigenen Weg zu gehen und persönlich zu wachsen. Wer den Verdacht haben sollte, hier begegne ihm Gutmenschen-Gerede, liegt daneben. Menschen, die sich dem eudaimonischen Glück verschrieben haben, zeigen ein ganz besonderes Aktivitätsmuster ihrer Gene, das die Bewahrung der Gesundheit begünstigt. Wer nur das hedonische Glück vor Augen hat, das sich in schnellen, konsumatorischen Befriedigungen erschöpft, aktiviert in seinem Körper demgegenüber ein Genaktivitätsmuster, das Herz-, Krebs- und Demenzerkrankungen begünstigt und die Anfälligkeit für Virusinfekte erhöht[5]. So stoßen wir am Ende dieser ersten Betrachtung auf eine dialektische Beziehung: Die Fähigkeit, sich dem sinnlosen Konsum und ständigen Reizen zu verweigern, sich stattdessen bewusst zu beschränken, auch Verzicht ertragen zu können, kann zu einem Zugewinn von Freiheit und Selbststeuerungsfähigkeit führen, sie kann unsere Handlungsoptionen erweitern und uns größere, lohnenswertere Ziele erreichen lassen.

Selbststeuerung ist Selbstfürsorge

Was ist Selbststeuerung? Vor allem: In welchem Verhältnis steht sie zur Selbstkontrolle und zur Disziplin, die in Deutschland von etwa 1870 bis Ende der 1950er-Jahre als oberste Tugenden galten? Wer seine Kinderjahre kurz nach dem Zweiten Weltkrieg erlebt hat, konnte die letzten Vertreter der damals lebenden Generationen noch als Eltern und Großeltern kennenlernen. Strenge Selbstkontrolle und absolute Disziplin wurden damals, unter reichlicher Anwendung von erzieherischer Gewalt, bereits kleinen Kindern aufgezwungen[6]. Den Abschluss dieser Erziehung bildete bei den Männern das Militär. Freundlichkeit und Zärtlichkeit wurden als Gefühlsduselei gering geschätzt, genussvolle Sexualität radikal unterdrückt. Nur Selbstkontrolle und Disziplin galten als Kennzeichen eines anständigen Lebens. Sie standen im Dienste des Gehorsams gegenüber der Obrigkeit, erzeugten Konformismus, hatten – wie Sigmund Freud und andere erkannten – massenhaft psychische Störungen zur Folge und leisteten einen entscheidenden Beitrag zu zwei Weltkriegen. Unter derartigen Vorzeichen herangewachsene Menschen waren seelisch beschädigt, weil ihrer emotionalen Seite beraubt, nicht selten waren sie traumatisiert. Wie diese Epoche, die viele Ältere in der Kindheit noch leidvoll selbst erlebt haben, überdeutlich gezeigt hat, kann man die Selbstkontrolle ad absurdum führen.

Es war vor allem die unmenschlich gewordene Vorstellung von Disziplin und Selbstkontrolle, die in den 1960er- und 1970er-Jahren von den seinerzeit Jüngeren zum Ausgangspunkt für eine – zunächst durchaus heilsame – Gegenbewegung wurde. Zu den vielen und heterogenen Zielen, die sich die sogenannte 68er-Generation auf die Fahnen geschrieben hatte, gehörte vor allem die Befreiung der Gefühle, die Legitimierung von Zärtlichkeit, Liebe und Sexualität. Der Verklärung des Krieges wurde der Pazifismus, dem Konformismus der Alten eine bewusst gelebte Disziplinlosigkeit entgegengesetzt, aus der alsbald allerdings neue Formen von Konformismus hervorgingen. Die seinerzeit heftige Welle dieser Bewegung ist nur scheinbar abgeebbt. Ihr Wasser wurde auf die Mühlen einer gewaltigen Konsum- und Medienindustrie umgeleitet, welche die einst von den 68ern propagierten Slogans kurzerhand zu Werbeslogans ihrer Produkte machte. Just do it. Alles ist möglich. Die Herrschaft der Affekte und das Diktat spontaner Impulse finden ihren Ausdruck nun nicht mehr im kulturellen Milieu studentischer Wohngemeinschaften, sondern in der durch die neuen Medien hervorgebrachten Schwemme von Signalen, Angeboten und impulsgesteuerten Absonderungen, wie sie sich vor allem im Internet und in den Programmen privater Fernsehsender finden. Wer unter dem Vorzeichen weitgehend ungebremster Impulsivität und ungehemmten Affektausdrucks heranwächst, wird einen Mangel der Fähigkeit zur Selbstkontrolle erleiden und infolgedessen Suchttendenzen oder narzisstische Störungen entwickeln. Diese Entwicklung hat auf breiter Front bereits begonnen.

Selbststeuerung bedeutet nicht genussfeindliche Selbstkontrolle, nicht menschenverachtend überdrehte Disziplin, ebenso wenig aber hat sie eine ungebremste Herrschaft von Affekten oder Impulsen im Sinn. Affekte und Impulse sind ein Teil des menschlichen Wesens, sie sind nichts Schlechtes. Doch gehört zum Menschsein auch die Fähigkeit zur Selbstkontrolle. Selbststeuerung ist ganzheitliche Selbstfürsorge und besteht in der Kunst, Impulse *und* deren Kontrolle miteinander zu verbinden. Beide Komponenten lassen sich auch neurobiologisch beschreiben. Hirnforscher und Psychologen unterscheiden im menschlichen Gehirn zwei Fundamentalsysteme, ein triebhaftes, sozusagen von unten her – bottom-up – agierendes Trieb- oder Basissystem und ein darauf aufbauendes, zweites System. Dieses Aufbausystem hat seinen Sitz im Stirnhirn, dem sogenannten Präfrontalen Cortex. Es wirkt seinerseits nach unten – top-down – zurück und kann, wenn es hinreichend gut entwickelt ist, das Basissystem kontrollieren. Das übergeordnete System ermöglicht, was Hirnforscher und Psychologen als Selbstkontrolle – im Englischen »Self control« – bezeichnen. Wie schon erwähnt, schließt Selbststeuerung – im Gegensatz zur Selbstkontrolle – die Fürsorge für *beide* Fundamentalsysteme, also auch für das Trieb- oder Basissystem, mit ein. Der Mensch sollte mit allen seinen inneren Anteilen in Frieden leben. Askese um ihrer selbst willen ist kein sinnstiftendes Projekt.

Die Versprechen guter Selbststeuerung

Mit Selbststeuerung lässt sich, wie eingangs erwähnt, im Leben vieles erreichen. Sie öffnet die Türen zu guten Beziehungen mit anderen Menschen, zu beruflichem Erfolg und zur Erhaltung – oder Wiedergewinnung – der eigenen Gesundheit. Wer den Geheimnissen der Selbststeuerung auf die Spur gekommen ist, wird daraus nicht nur für sich selbst, sondern auch im Umgang mit anderen Menschen Vorteile ziehen können. Besonders hilfreich kann das Wissen um ihre Geheimnisse bei der Erziehung von Kindern und Jugendlichen sein, deren Selbststeuerung meistens noch zu wünschen übrig lässt. Diesen Mangel können wir den Jungen allerdings nicht verübeln, denn eine funktionierende Selbststeuerung ist keine angeborene Eigenschaft. Angeboren ist lediglich die Fähigkeit, sie zu *erwerben*. Bei diesem Erwerb spielen wir Erwachsenen eine entscheidende Rolle, der wir allerdings seit einiger Zeit nicht mehr hinreichend nachkommen. Allen, die sich danach sehnen, die eigene Selbststeuerung oder die ihrer Kinder zu entwickeln und ihr Leben entsprechend zu verändern, soll mein Buch eine Vorstellung vermitteln, in welchem

Gelände wir uns – aus Sicht der Hirnforschung und der Psychologie – hier bewegen.

Jeder Mensch ist anders. Daher gibt es nicht den einen, richtigen Weg zu guter Selbststeuerung. Jede und jeder muss die eigene, für sich persönlich richtige Route finden. Viel wichtiger als die konkrete Wegführung im Einzelfall ist es, überhaupt auf dem Weg zu sein und das Bemühen um gute Selbststeuerung zum ständigen Begleiter – zum griffbereiten Reisekompass – zu machen. Wer unterwegs ist, wird allerdings sehr rasch feststellen, wie viele Hindernisse oder Hinweiszeichen in diesem Gelände aufgestellt sind, die in falsche Richtungen und Sackgassen weisen. Zur Kunst der Selbststeuerung gehört, auf zahlreiche, der bewussten Wahrnehmung leicht entgehende Beeinflussungsversuche zu achten, die ins Abseits führen. Aufzubrechen und sich auf den Weg zu machen ist allerdings lohnend. Gekonnte Selbststeuerung ist nicht nur der Schlüssel zu persönlicher Zufriedenheit, zu gelingendem Leben und zu eudaimonischem Glück. Sie ist, wie schon angedeutet, auch eine mächtige medizinische Heilkraft und die Grundlage jener inneren Widerstandskräfte, die unseren Körper für die Auseinandersetzung mit Erkrankungen – Krebserkrankungen, Krankheiten des Herzens und Demenzerkrankungen eingeschlossen – wappnen.

Gnadenlose Selbstkontrolle allein macht keinen Sinn. Die pauschale Verfolgung triebhafter Grundbedürfnisse und eine feindselige Haltung gegenüber den genüsslichen Seiten des Lebens sind unmenschlich, destruktiv und letztlich zum Scheitern verurteilt. Umgekehrt allerdings reduziert der Wegfall von Selbstkontrolle das Verhalten des Menschen auf Reiz-Reaktions-Automatismen, ein Trend, der sich in den letzten Jahren vor allem in den westlichen Wohlstandsländern –

insbesondere Deutschland, aber auch in den USA – beobachten lässt. Wir haben uns zu Abhängigen von Bildschirmen und ungesunden Lebensgewohnheiten gemacht und sind auf dem Weg, eine in vielerlei Hinsicht süchtige Gesellschaft zu werden[7]. Hinzu kommt, dass teils auferlegter, teils selbst erzeugter Stress uns die Selbstfürsorge erschwert hat. Wer keine Selbstkontrolle ausüben kann, für den ist jeder Reiz, der unmittelbare Befriedigung verspricht – wie die einem Esel hingehaltene Karotte –, eine unwiderstehliche Versuchung. Ohne Selbstkontrolle geben wir den Freiheitsraum, der sich uns dadurch bietet, dass wir mehrere Handlungsmöglichkeiten gegeneinander abwägen, verloren. Tatsächlich ist dieser Freiheitsraum – und damit der freie Wille des Menschen – massiv bedroht. Was kann uns die Hirnforschung über diese Bedrohung sagen, und inwieweit können wir von ihr etwas darüber lernen, wie sich dieser Bedrohung begegnen lässt?

Die neurobiologische Heimat von Affekten und Impulsen

Das Trieb- oder Basissystem einerseits und der top-down kontrollierende Präfrontale Cortex andrerseits: Beide im Gehirn eines jeden Menschen sitzenden Fundamentalsysteme sind eng miteinander verbunden[8]. Sie sollten nicht gegen-, sondern miteinander arbeiten. Ähnlich wie zwei Tanzpartner können sie nur gemeinsam erfolgreich sein. Das Basissystem ist die neurobiologische Grundlage für triebhafte, spontan und überwiegend automatisch ablaufende Verhaltensweisen. Seine wichtigsten neurobiologischen Bauteile sind die symmetrisch im Mittelhirn sitzenden Belohnungssysteme, dazu die beidseits tief in der Schläfenregion sitzenden Angstzentren sowie der für Stressreaktionen und Sexualfunktionen wichtige, der Schädelbasis aufsitzende Hypothalamus. Das Basissystem hilft uns, wahrzunehmen und uns zu merken, was wir mögen, was uns schmeckt, was sich gut anfühlt, behaglich ist oder uns die Langeweile vertreibt. Zugleich lässt es uns aber (wieder-) erkennen, was – scheinbar oder tatsächlich – gefährlich ist. Es produziert die Angstgefühle, die uns veranlassen, Schmerzen und Gefahrenherde zu meiden, uns zu wehren oder davonzulaufen. Merkmale des Basissystems sind Affekte und Launen aller Art – ihm verdanken wir die Neigungen, jeder kleinen Versuchung sofort nachzugeben, uns alles in den Mund zu stecken, was schmeckt, und beim Sex kein Angebot auszulassen. Auch andere, wenig sympathische Verhaltensweisen wie Bequemlichkeit, Ungeduld oder die Unlust, mit anderen zu teilen, haben ihren Ursprung im Basissystem – dazu gehört außerdem unsere Tendenz, beim ersten Anschein von Gefahr Artgenossen im Stich zu lassen und zu fliehen.

DIE NEUROBIOLOGISCHE ADRESSE DES FREIEN WILLENS

Das dem Trieb- oder Basissystem übergeordnete, zweite Fundamentalsystem des menschlichen Gehirns ist für die Top-down-Kontrolle zuständig. Die neurobiologische Adresse des Aufbausystems ist, wie schon erwähnt, das Stirnhirn, der Präfrontale Cortex, abgekürzt PFC[9]. Er ist der Ort des freien

Willens. Der Präfrontale Cortex ist eine aus mehreren Funktionsmodulen bestehende Wunderkiste. Eine seiner Stärken liegt in besonderen Möglichkeiten der Informationsverarbeitung. Er versetzt den Menschen in die Lage, seine Aufmerksamkeit zu fokussieren und Ablenkungen auszublenden, unabhängig davon, ob sie von außen oder – zum Beispiel als Gefühle oder Gedanken – aus dem Inneren kommen. Die Fähigkeit, äußeren Ablenkungen oder inneren Impulsen *nicht* zu folgen, wird als Inhibition bezeichnet. Weiterhin kann er, ohne dabei die Aufmerksamkeitsfokussierung aufzugeben, nicht nur *einen* vorherrschenden Eindruck, sondern *mehrere* relevante Aspekte einer gegenwärtigen Situation gleichzeitig im Gedächtnis präsent halten, eine Fähigkeit, die als Arbeitsgedächtnis bezeichnet wird[10]. Darüber hinaus kann der PFC die Regeln erkennen, denen die Abläufe in unserer aktuell gegebenen Außenwelt folgen. Er macht es zudem möglich, dass wir uns, falls sich in unserer Umgebung die Situation und die in ihr geltenden Gesetze plötzlich ändern, umgehend auf ein neues Regelsystem einstellen, eine als Flexibilität bezeichnete Kompetenz.

Mit Aufmerksamkeitsfokussierung, Inhibition, Arbeitsgedächtnis und Flexibilität sind die Fähigkeiten des Präfrontalen Cortex nicht erschöpft. Fast noch spektakulärer als sein Einfluss auf die Informationsverarbeitung ist der auf unsere soziale Intelligenz. Mithilfe des Präfrontalen Cortex können wir Vorstellungen, sozusagen innere Bilder, von anderen Menschen entwickeln. Dazu gehört, auch die Perspektive dieser anderen Menschen einnehmen zu können – insbesondere sich vorstellen zu können, wie sich das, was ich selbst tue, aus der Sicht der anderen darstellt. Die Netzwerke des Präfrontalen Cortex, in denen diese Informationen über andere Menschen existieren, stehen in neuronaler Verbindung mit dem Belohnungssystem des Gehirns, wo Glücksbotenstoffe freigesetzt werden können. Dieses Konstruktionsmerkmal hat zur Folge, dass wir, falls wir hinreichend gute Erfahrungen mit anderen Menschen gemacht haben, gerne mit anderen Menschen zusammen sind. Es ist außerdem der Grund dafür, dass wir die Sichtweisen unserer Mitmenschen – abgestuft nach deren Relevanz als Bezugspersonen – bei der eigenen Entscheidungsfindung berücksichtigen und dies in der Regel sogar gerne tun.

Selbststeuerung durch Perspektivübernahme

Beide Fundamentalsysteme, das Trieb- oder Basissystem und der Präfrontale Cortex, sind integrale Teile der menschlichen Natur und damit der biologischen Bestimmung des Menschen. Eine oft anzutreffende Darstellung, der zufolge Eigenschaften des triebhaften Basissystems zur wahren Natur des Menschen erklärt, die Potenziale des Präfrontalen Cortex dagegen als dünne kulturelle Tünche abgetan werden, verzerrt die biologische Realität. Richtig ist zwar, dass die oben geschilderten Fähigkeiten des Präfrontalen Cortex nicht angeboren sind, sondern sich – in den ersten etwa zwanzig Lebensjahren – entwickeln. Angeboren sind, wie schon betont wurde, lediglich die Potenziale des Präfrontalen Cortex, also die Möglichkeiten zur Entwicklung seiner Fähigkeiten. Dieser Grundsatz gilt jedoch auch für fast alle anderen Funktionen, die über das Gehirn gesteuert werden, zum Beispiel für die Motorik, also für unseren Bewegungsapparat.

Use it or lose it[11]: Diese berühmt gewordene neurobiologische Grundregel bedeutet, dass neuronale Systeme und die von ihnen gesteuerten Funktionen verkümmern, wenn sie keinem Gebrauch unterliegen. Ein Kind, das sich nie frei bewegen durfte, wird – wie dies in einigen Kinderheimen im früheren Rumänien leider tatsächlich geschah – unweigerlich verkrüppeln. Niemand würde aus diesem Grunde die Motorik als nicht zur wahren Natur des Menschen gehörig und stattdessen zu einer lediglich dünnen kulturellen Tünche erklären. Daher bleibt festzuhalten: Die Fähigkeit, bei unserer Entscheidungsfindung die Perspektive anderer Menschen zu berücksichtigen, ist – ausweislich der Existenz des Präfrontalen Cortex – ein Teil der natürlichen Bestimmung des Menschen. Erziehungspraktiken, die darauf verzichten, Kinder und Jugendliche liebevoll, aber auch konsequent dazu anzuhalten, ihren Präfrontalen Cortex in Gebrauch zu nehmen und zu lernen, die Perspektive der jeweils anderen zu sehen und zu berücksichtigen, versündigen sich daher an der biologischen Reifung des Gehirns Heranwachsender. Da der Mensch – ebeno wie seine evolutionären Vorfahren – ein seit Millionen von Jahren in sozialen Gruppen lebendes Wesen war und ist, ist die Fähigkeit zur Perspektivübernahme eine unverzichtbare Voraussetzung guter Selbststeuerung.

Der freie Wille, philosophisch betrachtet

Menschliche Entscheidungsfindungen erfolgen nicht im luftleeren Raum, sondern in einem Kontext. Dieser Kontext wird von der Biologie unseres Körpers, der uns umgebenden materiellen Welt, den gesellschaftlichen Verhältnissen und unseren sozialen Beziehungen gebildet. Alle diese Faktoren beeinflussen sich wechselseitig. Sie erzeugen die zahlreichen Vorbedingungen unserer Existenz und bilden gemeinsam den Rahmen für unsere Entscheidungsfindungen. Bleibt für freie Entscheidungen angesichts der zahlreichen unbestreitbaren Bedingtheiten unserer Existenz überhaupt noch ein Spielraum? Der Philosoph Arthur Schopenhauer (1788–1860) hat diese Frage verneint. Was Schopenhauer »Wille« nannte, war eine von ihm postulierte, das Weltgeschehen treibende, keinem Ziel verpflichtete, blinde naturhafte Kraft[12]. Von der menschlichen Entscheidungsfreiheit hielt er nichts. Mit ihr, so Schopenhauer, »verhält es sich gerade so, wie wenn man bei einer senkrecht stehenden, aus dem Gleichgewicht und ins Schwanken geratenen Stange sagt, sie kann nach der rechten oder linken Seite umschlagen«, der Aspekt der Wahl habe »nur eine subjektive Bedeutung«[13]. Eine philosophische Gegenposition dazu vertrat Jean-Paul Sartre (1905–1980). Zwar stand die Bedingtheit menschlicher Willensbildung für ihn nicht infrage[14]. Zur Willensfreiheit aber äußerte Sartre die Überzeugung, »dass der Mensch immer etwas aus dem machen kann, was man aus ihm macht. ... Freiheit ist jene kleine Bewegung, die aus einem völlig gesellschaftlich bestimmten Wesen einen Menschen macht, der nicht in allem das darstellt, was von seinem Bedingtsein herrührt«[15].

Der freie Wille und die Hirnforschung

Über Fragen der menschlichen Willensbildung und Entscheidungsfindung nachzudenken, war über Jahrhunderte Sache von Philosophen, Rechtsgelehrten, Psychologen und Theologen. Seit einigen Jahrzehnten beteiligen sich nun auch Hirnforscher an diesem Diskurs. Diese gehen davon aus, dass alles menschliche Fühlen, Denken und Handeln neurobiologische Korrelate hat. Ohne Nervensystem sind mentale Prozesse, jedenfalls aus naturwissenschaftlicher Sicht, nicht vorstellbar. Frei kann der menschliche Wille jedenfalls nicht in dem Sinne sein, dass er sich losgelöst von seinen neurobiologischen Korrelaten und unabhängig von den vielen Vorbedingungen bilden könnte, von denen unsere Existenz abhängt. Ein sozusagen aus dem Nichts entstandener und in diesem Sinne freier Wille wäre eine Absurdität, nicht ganz unähnlich einem Kasperltheater, bei dem ohne jede Logik, plötzlich und unerwartet immer wieder neue schrille Figuren die Bühne betreten.

Weit weniger klar als die unbezweifelbare neurobiologische Grundlage mentaler Prozesse ist eine andere Frage: Bedeutet die Verankerung der menschlichen Willensbildung in unserer natürlichen Existenz, dass alle menschlichen Willensakte vorab durch in unserem Gehirn ablaufende Prozesse determiniert sind, so wie eine Kugel unweigerlich, der Schwerkraft folgend, von einer schiefen Tischplatte rollen und dann zu Boden fallen wird? Darüber hat sich vor mehr als 2000 Jahren schon der antike griechische Philosoph Platon den Kopf zerbrochen[16]. Er hat die Frage verneint, die Freiheit des Willens also verteidigt, und machte eine Unterscheidung der Art, dass beobachtbare Phänomene der physikalischen Welt immer die Folge einer *Ursache* sind. Demgegenüber beruhten nach Überlegung zustande gekommene menschliche Entscheidungen aber auf *Gründen*. Die Vorstellung, dass im menschlichen Bewusstsein ablaufende Überlegungen und Abwägungen keinem biophysikalischen Determinismus unterliegen, sahen einige Vertreter der Hirnforschung, unter ihnen Gerhard Roth und Wolf Singer, aufgrund eines berühmt gewordenen Experiments des amerikanischen Hirnforschers Benjamin Libet (1916–2007) widerlegt. Libet ließ Versuchspersonen innerhalb einer kurzen, wenige Sekunden langen Zeitspanne selbst entscheiden, wann sie ihren Zeigefinger heben würden. Erste Signale in der Hirnstromkurve seiner Testpersonen fand er dabei schon etwa 0,8 Sekunden bevor diese ihre bewusste Entscheidung angezeigt hatten, den Finger zu heben. Daraus zogen die beiden geachteten Kollegen Roth und Singer den Schluss, der menschliche Wille sei – wie im Beispiel der fallenden Kugel – nichts weiter als die vorherbestimmte Folge von in unserem Gehirn stattfindenden physikalischen Ursachen und daher nicht frei. Diese irrige Schlussfolgerung beruhte auf einer in mehrfacher Hinsicht fehlerhaften Interpretation des Libet-Experiments[17].

Unbestreitbar ist die Tatsache, dass Menschen über ein Bewusstsein verfügen und reflektierend denken können nur mit den neurobiologischen Grundlagen erklärbar, die unserer Spezies mit dem Gehirn gegeben sind. Andrerseits bilden die konkreten Vorstellungen, Abwägungen und Erkenntnisse, also die Produkte menschlichen Bewusstseins und reflektierenden Denkens, eine eigenen Regeln folgende Welt des Geistes. Dessen Inhalte lassen sich nicht unmittelbar aus seinen neurobiologischen Grundlagen ableiten – nicht zuletzt deshalb, weil Vorstellungen, Abwägungen und Erkenntnisse einen permanenten Prozess zwischenmenschlicher Verständigung durchlaufen und sich dadurch auf einer geistigen, symbolischen Ebene weiterentwickeln. Mit den derzeit verfügbaren naturwissenschaftlichen Methoden lässt sich das auf dieser Ebene angesammelte Wissen nicht aus neurobiologischen Prozessen ablesen. Obwohl ihr ohne ihre neurobiologischen Grundlagen der existenzielle Boden entzogen wäre, bildet die Welt des Geistes, des Bewusstseins und der gegenseitigen Verständigung über inhaltliche Vorstellungen und Erkenntnisse ein autonomes System. Ohne diese Welt wären wir gar nicht in der Lage, jene materielle Welt zu erkennen, zu beschreiben und zu verstehen, die – folgt man einem fundamentalen Determinismus – alles Gedachte doch angeblich determinieren soll. Niemand hat die hier zutage tretenden Widersprüche des Determinismus deutlicher zur Sprache gebracht als Jürgen Habermas anlässlich des ihm im Jahre 2004 verliehenen Kyoto-Preises[18]. Ich selbst vergleiche die Beziehung zwischen Gehirn und Geist gerne mit jener zwischen einem Klavier und der Musik, die darauf gespielt wird. Zwar kann es ohne Klavier keine Klaviermusik geben. Ob auf dem Tasteninstrument jedoch eine Fuge von Bach, eine Sonate von Mozart, eine Polonaise von Chopin oder eine Elegie von Rihm erklingt, wird nicht von dem Klavier – auch nicht von irgendwelchen vorher ablesbaren biologischen Parametern des Pianisten – determiniert. In ganz ähnlicher Weise unterliegen auch die *Inhalte* von Geist und Bewusstsein keinem physikalisch oder biochemisch vorherbestimmbaren Ablauf. Aus diesem Grunde bleibt die Willensbildung des Menschen dem totalitären Zugriff eines neurobiologischen Determinismus entzogen.

Kein Gegner des freien Willens: Das Unbewusste

Auch das Unbewusste wurde gegen den freien Willen ins Feld geführt[19]. Wie kann man von der Willensfreiheit des Menschen ausgehen, wo doch nur ein kleiner Teil unserer geistigen Aktivität unserem Bewusstsein überhaupt zugänglich ist? Die Macht des Unbewussten infrage zu stellen und zu leugnen, dass die Willensbildung eines Menschen auch über unbewusste Mechanismen auf vielfältige Weise beeinflussbar ist, wäre naiv. Ebenso naiv wäre es, mit der Willensfreiheit die Vorstellung zu verbinden, der Mensch könne sich – qua freiem Willen oder auf der Basis von guten Vorsätzen – selbst neu erfinden. Zu den Kontexten, in denen sich die menschliche Willensbildung vollzieht, gehört die eigene, überaus facettenreiche innere Realität mitsamt ihren unbewussten Anteilen[20]. Zum großen Projekt der Aufklärung gehört auch die Erforschung unserer inneren Realität. Nur so können die Sphäre der Vernunft und die von ihr ermöglichten Steuerungsmöglichkeiten auch nach innen hin erweitert werden. »Wo ›Es‹ war, soll ›Ich‹ werden« war eine der zentralen Ansagen Sigmund Freuds, des bedeutendsten unter den Pionieren der Erforschung des Unbewussten. Nachhaltige Selbstveränderungsprozesse, die wir infolge der über uns gewonnenen Einsichten auf den Weg bringen wollen, gelingen allerdings nur in der Beziehung mit anderen. Niemand kann sich am eigenen Schopfe aus dem Sumpf ziehen. Wer sich verändern will, sollte sich daher andere suchen, die ihn begleiten. Die Erhellung dessen, was unserem Bewusstsein nicht zugänglich war, bedarf des zwischenmenschlichen Dialogs oder des philosophischen Diskurses. Psychotherapie ist eine weitere

Möglichkeit, im Rahmen einer Arbeitsbeziehung, zusammen mit einer Therapeutin oder einem Therapeuten, Unbewusstes aufzudecken und Selbstveränderung anzustoßen. Sie ist jedoch nicht die einzige Möglichkeit, einen persönlichen Wachstumsprozess auf den Weg zu bringen.

Das Unbewusste ist, so sehr es sich dem unmittelbaren Einblick unseres Bewusstseins entzieht, keinesfalls eine unzugängliche Sphäre. Sigmund Freuds Werke hinterlassen leicht den unzutreffenden Eindruck, die Beziehung zwischen diesen beiden psychischen Bereichen sei überwiegend antagonistisch oder gar feindselig. Dieser Eindruck mag sich Freud vor dem Hintergrund der rigiden Moralvorstellungen seiner Zeit – vor allem der Zeit vor dem Ersten Weltkrieg – aufgedrängt haben. Tatsächlich verzerrt diese Sichtweise aber das größtenteils kooperative Verhältnis zwischen unbewusster und bewusster Sphäre. Diese gute Zusammenarbeit zwischen Bewusstsein und Unterbewusstsein zeigt sich zum Beispiel in Form von hilfreichen Einfällen, von visionären oder warnenden Träumen, von psychosomatischen Warnsignalen, vor allem begegnet sie uns als begleitendes intuitives Gefühl. Tatsächlich sind die Beziehungen zwischen dem bewussten und nicht bewussten Bereich der menschlichen Seele also sehr wohl durchlässig und produktiv, was sich auch experimentell zeigen lässt. In einer Studie wurden Probanden beispielsweise gebeten, anhand von objektiven Informationen, aus denen sich allerdings eine insgesamt komplexe Situation ergab, darüber zu entscheiden, welcher von mehreren zur Wahl stehenden Immobilien sie den Vorzug geben würden. Probanden, die sich nach einer ersten Phase der bewussten, rationalen Analyse in einer zweiten Phase ihren nicht bewussten, eher intuitiven Eindrücken überließen, trafen anschließend objektiv die weit besseren Entscheidungen als Vergleichspersonen, welche die gesamte ihnen zur Verfügung stehende Zeit nur für die bewusste, rationale Analyse verwandt hatten[21]. Sowohl die bewussten als auch die unbewussten Anteile unserer geistigen Aktivitäten gehören zum Ich. Beide Anteile haben Einfluss auf jenen Abwägungsprozess, den wir als freien Willen bezeichnen.

Bedeutsame Entscheidungen, die wir im realen Leben treffen, gehen fast immer aus einem längerdauernden Abwägungsprozess hervor. Sie fallen – anders als im Libet-Experiment – nicht plötzlich und binär, also nicht so, wie wenn man ohne langes Überlegen an einem Schalter ein Licht anknipst. In den Abwägungsprozess, in dessen Verlauf wir zur Wahl stehende Mögichkeiten ausloten, fließen teils unbewusste, teils bewusste Motivationen ein. Beide werden erlebt und sind Teil der Person, welche schließlich bewusst entscheidet. Der – auch von Benjamin Libet geäußerten – Ansicht, dass der Wille nur frei sein könne, wenn ihm keinerlei unbewusste Aktivität im Gehirn vorausgeht, liegt eine wirklichkeitsfremde Vorstellung der Freiheit zugrunde.

Die gefährliche Verneinung des freien Willens

Ironischerweise hat eine Einflussnahme auf die Überzeugungen, die Menschen zur Frage des freien Willens haben, reale Auswirkungen auf das Verhalten der Betroffenen. Diese Auswirkungen zeigen sich vor allem dort, wo der freie Wille gefragt wäre. Personen, denen man erfolgreich suggeriert, dass es so etwas wie einen freien Willen tatsächlich gar nicht gebe, lassen nachfolgend eine deutlich reduzierte Selbstkontrolle erkennen und verhalten sich, falls sie die Möglichkeit dazu haben, deutlich unmoralischer[22]. Man hat Testpersonen kurze gedruckte Texte lesen lassen, die den Eindruck eines seriösen wissenschaftlichen Beitrags machten und in denen der freie Wille entweder als existent oder als klar widerlegt bezeichnet wurde. Anschließend unterzog man die Probanden unterschiedlichen Verhaltenstests. Die Testpersonen wurden im Unklaren darüber gelassen, was der eigentliche Zweck der gesamten Prozedur ist. Nicht an die Existenz eines freien Willens zu glauben macht offenbar locker, kann für das menschliche Zusammenleben aber unangenehme oder gar gefährliche Folgen haben. Jedenfalls neigten Personen, die man vor dem Experiment in ihren Überzeugungen dahingehend beeinflusste, es gebe keinen freien Willen, in anschließenden Tests um 50 Prozent häufiger zu betrügerischem Verhalten. In einem anderen, amüsanten Experiment mixten Probanden einen Cocktail für Gäste, über die mitgeteilt wurde, dass sie keine scharfen Drinks mögen. Die Probanden konnten bei der Zubereitung des Cocktails, die im Nebenzimmer stattfand, auch eine scharfe Salsa-Sauce verwenden. Verglichen mit der Kontrollgruppe derer, die an einen freien Willen glaubten, mischten die von seiner Nichtexistenz überzeugten Testpersonen ihren Gästen die doppelte Menge Salsa-Sauce in die Drinks. Personen, denen man den Glauben an den freien Willen ausgetrieben hatte, zeigten, bezogen auf eine Vergleichsgruppe, auch eine objektiv reduzierte Fähigkeit zur Impulskontrolle und eine Abschwächung des sogenannten Bereitschaftspotenzials, also jenes aus der Hirnstromkurve abgeleiteten Signals, welches Benjamin Libet, Gerhard Roth und Wolf Singer irrigerweise als Begründung dafür herangezogen hatten, den freien Willen als nicht existent zu erklären[23].

Welchen von zwei Narkoseärzten würden Sie in Kenntnis der Konsequenzen, die sich aus der Einstellung zum freien Willen ergeben können, wählen: den, der von der Existenz des freien Willens überzeugt ist, oder den, der das *nicht* ist? Oder stellen wir uns die Situation in einem Flugzeug vor, in dem zahlreiche Wissenschaftler auf dem Weg zu einem Kongress über den freien Willen sitzen. Alle sind von dessen Nichtexistenz überzeugt. Wie würde sich die Stimmung in der Maschine entwickeln, wenn der Pilot – der weiß, wen er da an Bord hat – vor dem Abflug kurz aus der Kabine käme, seine Passagiere mit einer Ansprache begrüßen und ihnen herzlich danken würde, denn seit er wisse, dass es keinen freien Willen gebe, sei er bei seiner Arbeit als Pilot sehr viel lockerer und entspannter als zuvor? Sollte sich der Pilot übrigens irgendwann einmal eines Vergehens schuldig machen, dann sollte er auf Richter hoffen, die nicht an den freien Willen glauben. Denn Untersuchungen zeigen, dass Richter, die man von der Nichtexistenz des freien Willens überzeugt hat, für weniger harte Strafen plädieren.

Die Milde gegenüber Übeltätern – freier Wille hin oder her – findet offenbar dann ihr jähes Ende, wenn man vom Schaden selbst betroffen ist. Das zeigt ein klassisches Experiment, das Testpersonen in zwei Gruppen einteilt. Die Teilnehmer können durch eigene Einzahlungen aus einem ihnen zur Verfügung gestellten Guthaben dazu beitragen, dass die Gruppe als Ganzes einen Gewinn erwirtschaftet. Dieser Gewinn wird am Ende unter allen Probanden aufgeteilt. Die Regel sieht allerdings vor, dass auch Trittbrettfahrer mitprofitieren, die nur wenig oder keine Einzahlungen geleistet haben. Fragt man Menschen zu Beginn dieses Experiments, ob sie sich lieber der großzügigen, liberalen Gruppe anschließen wollen oder der Gruppe, die ihre Trittbrettfahrer finanziell abstrafen kann, entscheidet sich nur ein Drittel aller Angefragten für die strenge Gruppe. Warum aber entscheiden sich 100 Prozent der Teilnehmer, nachdem sie in dreißig Testdurchläufen eigene Erfahrungen mit Trittbrettfahrern gemacht haben, für die Gruppe, die Trittbrettfahrer verantwortlich machen und abstrafen kann?

Kann keiner anders, als er ist?

Die Verneinung der menschlichen Entscheidungsfreiheit ist nicht nur in der Sache irrig und unhaltbar. Hinzu kommt, dass die falsche Botschaft, die Neurowissenschaft habe die Existenz des freien Willens widerlegt, in hohem Maße unsinnige und schädliche Konsequenzen für das soziale Zusammenleben haben dürfte. Eine in den Wohlstandsländern ohnehin bereits vorhandene Tendenz, sich in allen Belangen als Opfer, aber für nichts verantwortlich zu sehen, würde zur offiziellen und von der Wissenschaft abgesegneten Doktrin erklärt. Jeder Delinquent könnte sich hinter den angeblich unausweichlichen neurobiologischen Ursachen seines Verhaltens verstecken, wobei diese natürlich ihrerseits durch Vor-Ursachen unausweichlich vorbestimmt waren. Der Determinismus ist eine Ideologie, die jede Initiative, Kreativität und Entschlossenheit lähmt. Alles, was uns bliebe, wären Serien verhängnisvoller Ursachen, die ihren Anfang einst in der frühen Kindheit, vielleicht schon bei der Zeugung oder – besser noch – im Moment des Urknalls nahmen. Der Versuch, Betrüger zur Rechenschaft zu ziehen, wäre sinnlos, denn jeder Finanzspekulant, der riesige Vermögensbeträge vieler kleiner Leute vernichtet hat, hatte mit Sicherheit eine schwere Kindheit, ebenso natürlich auch die am Tresen tätigen Bankberater und all die kleinen Anleger, die sich in ihrer Gier nach hohen Zinsen von ebendiesen Beratern unsinnige Finanzprodukte andrehen ließen. Alle konnten nicht anders, als sie sind, alle sind Opfer.

Die durch den Determinismus vollzogene Abschaffung des freien Willens würde Heerschaaren von Unschuldigen produzieren. Persönliche Verantwortung wäre abgeschafft. Sie wird durch Sozialarbeiter ersetzt, auf die von nun an jedermann Anspruch hat. Selbstverständlich sehen wir uns auch beim Wandel des globalen Klimas primär als Opfer und nicht als Mitverantwortliche, die wir angesichts unseres Konsum- und Mobilitätsverhaltens sind. Und natürlich sind es nicht etwa die zurückgehende erzieherische Zuwendung von Eltern und nicht der Mangel an Anstrengungsbereitschaft unserer durch diesen Rückgang teilweise wohlstandsvernachlässigten Kinder, der ihnen Probleme in der Schule bereiten, sondern andere sind schuld, vorzugsweise »die Politik«, »das Schulsystem« und »die Lehrer«. Auch bei den in erschreckendem Ausmaß zunehmenden, durch Lebensstile in hohem Maße mit beeinflussten chronischen Erkrankungen – Diabetes, Herzkrankheiten, Krebserkrankungen und Demenzen – gilt selbstverständlich, um mit Arthur Schopenhauer und Wolf Singer zu sprechen: Keiner kann anders, als er ist. Schuld ist die Gesellschaft, der Stress, oder es sind die Gene. Welchen besseren Begleitschutz gäbe es für eine Gesellschaft der Opfer, die sich auf den Weg in die gelernte kollektive Hilflosigkeit aufzumachen scheint, als die scheinbar gesicherte Erkenntnis der Nichtexistenz des freien Willens?

Lust auf Freiheit und Selbststeuerung

In den wohlhabenden Ländern des Westens formiert sich derzeit Widerstand gegen einen schleichenden Prozess zunehmender Einengung unserer Autonomie, wachsender Abhängigkeiten und unmerklicher Infantilisierung[24]. Merkmale dieses Prozesses sind einerseits ein hohes Maß an arbeitsbedingtem – oder durch Arbeitslosigkeit verursachtem – Stress[25]. Zum anderen ist eine Übersättigung spürbar. Sie betrifft den Überfluss an minderwertigen und ökologisch problematischen Nahrungsmitteln, an Krankheit begünstigenden Genussmitteln und an Medienprodukten, deren Suchtpotenzial dabei ist, das Leben von Hunderten von Millionen, ja Milliarden Menschen nachteilig zu verändern. Die Gefahr, dass diese Entwicklung ganze Gesellschaften mit schwer beherrschbaren – vor allem gesundheitlichen – Folgen konfrontieren wird, hat in den politischen Eliten des Westens zu einer derzeit noch diskreten, bislang wenig beachteten Diskussion darüber geführt, ob und wie man die Bevölkerung eines Landes – mit einer als »Nudging« bezeichneten Methode – gesundheitsdienlich manipulieren oder beeinflussen könnte[26]. »Geistige Selbstbestimmung und die Frage, wie sie gestärkt werden kann, wird eines der heißesten Themen der Zukunft sein« – dieser Voraussage des Mainzer Philosophen Thomas Metzinger kann aus meiner Sicht nicht widersprochen werden.[27]

Bei immer mehr Menschen regt sich »Überdruss am Überfluss«[28]. Die Akteure des Widerstandes gegen eine – vor allem durch Überfütterung, Überwachung und Bevormundung verursachte – zunehmende Verminderung der Selbstbestimmung und Selbststeuerungsmöglichkeiten sind überall und in allen Generationen zu finden. Der Unmut regt sich vor allem im Rahmen vieler kleiner Initiativen. Sie firmieren unter Slogans wie »Wir haben es satt!«, formulieren ein »Generationen-Manifest«, unterstützen Sharing-Economy- und Genossenschaftsprojekte, veranstalten »Degrowth«-Kongresse und suchen Wege »raus aus der Routine«[29]. Der Wunsch nach einem Aufbruch äußert sich immer lauter. Die britische Rock-Ikone Peter Gabriel findet, dass »die Smartphones dazu geführt [haben], dass wir immer mehr aus der realen Welt herausgerissen werden. Diese Geräte vereinnahmen uns so sehr, dass wir das eigentliche Leben verpassen. Wir brauchen eine Balance zwischen digitaler und realer Welt. Die gibt es aber kaum«[30]. Auf dem Weltwirtschaftsforum in Davos stellte Gabriel seine »Do it Yourself Health Revolution« vor, ein Stiftungsprojekt, dem es um die Förderung gesunden Lebens auf der ganzen Linie geht, Ernährung, Bewegung und emotionale Balance inbegriffen. In die gleiche Richtung argumentierend, propagiert Papst Franziskus die Abkehr von einem ungezügelten, menschenverachtenden Kapitalismus[31]. Ein deutscher Landesbischof wirbt für eine »Ethik des Genug«[32].

Alle diese Initiativen treten für Selbstbestimmung und Selbststeuerung ein, keineswegs aber etwa gegen Genuss oder die Freude am Leben per se an, im Gegenteil. Menschen mit funktionierender Selbststeuerung erleben signifikant mehr Glück und weniger Leid, Angst und Depressivität als jene, denen sie fehlt[33]. Unterstellungen, man wolle die Freude am Leben abschaffen, gehören zur Marketingstrategie derjenigen, die um den Absatz von Produkten fürchten, die tatsächlich nicht dem wirklichen Genuss, sondern der schnellen Abfütterung, der Infantilisierung und Abhängigkeitserzeugung dienen, von Produkten also, welche die persönliche Autonomie beeinträchtigen. Eine rein konsumatorische Freiheit, welche die Selbstbestimmung des Menschen de facto aber einengt, wird hier als Lebensfreude ausgegeben, die es zu verteidigen gelte. Genau davon – auch von manipulativen Kampagnen dieser Art – haben zunehmend mehr Menschen genug. Mehr und mehr Menschen haben Lust auf Freiheit, auf eine Freiheit, die aus gelingender Selbststeuerung erwächst.

2

Selbststeuerung lernen

Soziale Erfahrungen formen das Gehirn

Junge Menschen bedürfen einer Umwelt, die es ihnen in einem hinreichenden Maße erlaubt, grundlegende Bedürfnisse und Wünsche zu befriedigen. Darüber hinaus muss diese Umwelt ihnen aber auch Freiheitsräume zur Verfügung stellen und sie anspornen, eine Zukunft zu entwerfen und für diese selbst etwas zu tun. Eine der Voraussetzungen für das Gelingen kreativer Selbstentfaltung ist die Fähigkeit zur Selbststeuerung. Die beiden neurobiologischen Fundamentalsysteme, die das Spielfeld der Selbststeuerung bilden, sind bei Kindern und Jugendlichen nicht in gleichem Maße ausgereift. Das Trieb- oder Basissystem[34], welches Wünsche nach Wohlbefinden und Genuss sowie die Abneigung gegen Unlust und Schmerz zum Ausdruck bringt, ist dem Präfrontalen Cortex, der den Menschen zur Selbstkontrolle befähigt, in seiner Entwicklung voraus. Wer mit Kindern oder Jugendlichen zu tun hat, den überrascht das nicht. Das Basissystem ist durch genüssliche Angebote leicht verführbar, auf Frustration reagiert es mit Aggression. Es ist impulsiv und ungeduldig, verfällt aber, sobald es gesättigt ist, leicht in Bequemlichkeit und Apathie. Erst wenn der Präfrontale Cortex ausgereift und in funktionstüchtigem Zustand ist, kann er das Basissystem top-down kontrollieren. Diese Kontrolle, Selbstkontrolle genannt, ist jedoch nur *eine* seiner Aufgaben. Der Präfrontale Cortex kontrolliert nicht nur, er ist auch kreativ, er macht den Menschen sozial, er ermöglicht die Zusammenarbeit mit anderen und erweitert damit die Möglichkeiten, dem Basissystem Gutes zu tun. Eine funktionierende Selbstkontrolle ist, längerfristig gesehen, also keineswegs gegen die vom Basissystem vertretenen Wünsche und Bedürfnisse gerichtet. Dass Kinder und Jugendliche das zunächst anders empfinden, ist der Grund dafür, dass Erziehung nicht nur Freude macht, sondern auch anstrengend sein kann.

Obwohl Teil unserer evolutionären Bestimmung, ist die Fähigkeit zur Selbstkontrolle und damit auch zur Selbststeuerung[35] nicht angeboren. Genetisch mitgegeben ist dem Menschen nur die Möglichkeit, sie zu erwerben. Die parallele Entwicklung der beiden Fundamentalsysteme und ihrer Beziehung zueinander entlang der ersten zwanzig Lebensjahre ist ein faszinierender und zugleich äußerst sensibler Prozess. Dieser lässt sich sowohl aus psychologischer als auch aus neurobiologischer Perspektive betrachten. Beide Aspekte sind miteinander eng verschränkt. Die duale Sichtweise entspricht keiner modischen Attitüde – weil Neurobiologie *in* ist –, sondern folgt einer zwingenden Notwendigkeit, denn die sozialen Erfahrungen, denen das kindliche Gehirn ausgesetzt ist, formen seine Strukturen und Funktionen. Diese beeinflussen sodann ihrerseits das kindliche Verhalten – samt seiner Selbstkontrollpotenziale. Bei kaum einer anderen Hirnregion ist die als Neuroplastizität bezeichnete Formbarkeit der Strukturen derart deutlich wie im Präfrontalen Cortex. Hier, im Stirnhirn, bilden sich die neuronalen Funktionen heraus, die wir für die Ausübung von Selbstkontrolle brauchen. Der Prozess der Entwicklung und Formung des Präfrontalen Cortex durch soziale Erfahrungen hat einen Namen: Erziehung. Die deutschen Begriffe der Bildung im Allgemeinen und der Ausbildung im Besonderen sind im englischen Wort für Erziehung – »Education« – mitenthalten, in unserer Sprache wären die Begriffe Bildung und Ausbildung daher zur Erziehung noch hinzuzufügen, um die sozialen Voraussetzungen für die Reifung des Stirnhirns zu beschreiben.

Wir, die Kinder von Dunedin

Im Jahre 1869 war Deutschland ein Flickenteppich von kleinen, von Fürsten- und Königshäusern regierten Feudalstaaten. Einfache Leute, und Frauen zumal, hatten keinen Hochschulzugang. Als in diesem Jahre in Dunedin, in einer heute etwa 120 000 Einwohner zählenden Stadt in Neuseeland, die erste neuseeländische Universität gegründet wurde, war sie im gesamten damaligen Britischen Empire die erste Hochschule, an der Frauen bereits zu allen Studienfächern zugelassen waren. Der Studienbetrieb der University of Otago startete im Jahre 1871, gerade einmal drei Professoren unterrichteten damals 81 Studentinnen und Studenten. Heute hat die Stadt über 20 000 Studenten, was ihr ein vitales Kulturleben beschert. Zu den zahlreichen Popmusik-Bands, welche aus der Studentenszene der Stadt hervorgingen, zählte auch eine 1984 gegründete Rockgruppe namens »Jean-Paul Sartre Experience«. Wie die Mitglieder dieser 1994 schließlich wieder auseinandergegangenen Band zur Frage des freien Willens standen, die ihr Namensgeber zeitlebens philosophisch umkreist hatte, ist allerdings nicht überliefert.

Im Jahre 1972, rund hundert Jahre nach Gründung der Universität, starteten in Dunedin zwei Abteilungen der dortigen Medizinischen Universitätsklinik ein spektakuläres, über mehrere Jahrzehnte gehendes Langzeitprojekt, welches den Namen der Stadt in der Forscherszene der Psychologen und Neurowissenschaftler später weltweit zu einem Begriff machen sollte. Sämtliche in der Stadt zwischen Anfang April 1972 und Ende März 1973 geborenen Kinder, rund 1000 an der Zahl, wurden ab dem Zeitpunkt der Geburt erfasst. Die Kinder dieses kompletten Jahrgangs wurden dann über verschiedene Stationen ihrer Kindheit und Jugend mit psychologischen und medizinischen Tests begleitet und im Alter von 32 Jahren nochmals eingehend untersucht. Das Konzept dieses Projektes war derart vielversprechend, dass sich renommierte Forschungsinstitute aus den USA, Kanada und England beteiligten und an der Auswertung der Daten mitwirkten, was unter anderem die erfreuliche Folge hatte, dass Ergebnisse der Dunedin-Studie hochrangig, in einem der international angesehensten Wissenschaftsjournale veröffentlicht werden konnte[36].

Eines der zentralen Ziele der Dunedin-Studie war es[37], bei den Kindern eines ganzen Jahrgangs entlang der ersten elf Lebensjahre die Entwicklung der Fähigkeit zur Selbstkontrolle[38] zu beobachten und zu untersuchen, wie sich der Verlauf dieser Entwicklung auf das spätere Leben dieser Kinder auswirken würde. Alle Kinder im dritten, fünften, siebten, neunten und nochmals im elften Lebensjahr wurden, begleitet von ihren Eltern, jeweils für einen ganzen Tag von Psychologen und Ärzten ausführlich untersucht[39]. Die Ergebnisse wurden für jedes Kind zu einem Gesamtmaß seiner individuellen Selbstkontrolle zusammengefasst. Dieser für jedes Kind ermittelte Wert bildete seine Fähigkeit ab, Aufmerksamkeit zu fokussieren, eine Aufgabe planvoll anzugehen, bei einer Sache zu bleiben und durchzuhalten, sich nicht ablenken zu lassen, seine innere motorische Unruhe zu bändigen und aggressive Impulse zu mäßigen. Selbstverständlich wurde nicht vergessen, auch den sozioökonomischen Status jedes Kindes zu erfassen. Dabei zeigte sich, wie zu erwarten, dass die soziale Situation eines Kindes sich auf die Entwicklung seiner Fähigkeit zur Selbstkontrolle sehr wohl auswirkt. Gerade deshalb, weil die vom Sozialstatus ausgehenden Effekte genau beachtet wurden, konnten sie mit Blick auf ihre Auswirkungen auf die Selbstkontrolle herausgerechnet werden. Eine ähnliche Bereinigung der Daten wurde auch mit Blick auf Kinder vorgenommen, die eine ADHS-Diagnose hatten[40]. Auch beim Geschlecht zeigte sich ein Einfluss: Mädchen besitzen eine signifikant bessere Fähigkeit zur Selbstkontrolle als Jungen, eine Beobachtung, die niemanden überrascht, der eigene Kinder hat oder beruflich mit Kindern oder Jugendlichen befasst ist.

Was aber war das eigentliche Ergebnis der Dunedin-Studie, was beobachteten die Forscher, als sie die ehemals untersuchten Kinder Jahre später als Jugendliche und nach vielen Jahren schließlich als gestandene Erwachsene wiedersahen? Wer als Kind nur eine geringe Fähigkeit zur Selbstkontrolle aufwies, brach als Jugendlicher zwischen 13 und 18 Jahren häufiger die Schule ab, war häufiger schwanger – beziehungsweise hatte häufiger eine Schwangerschaft verursacht – und gehörte mit größerer Wahscheinlichkeit zu den Rauchern, jeweils verglichen mit der Vergleichsgruppe derer, die als Kinder eine besser entwickelte Selbstkontrolle gezeigt hatten. Nicht minder deutliche Späteffekte kindlicher Selbstkontrolle wurden im Erwachsenenalter beobachtet. Im Alter von 32 Jahren zeigten Personen mit einer einst nur gering entwickelten Selbstkontrolle einen schlechteren körperlichen Gesundheitsstatus[41], waren sozial schlechter gestellt, häufiger alleinerziehend, verdienten weniger und hatten mehr finanzielle Probleme. Sie waren zudem häufiger drogenabhängig und straffällig geworden[42].

Die Kinder von Dunedin, das sind wir alle. Ein Mangel an Selbstkontrolle im Kindesalter ist kein genetisch vorgezeichnetes Schicksal. Das kindliche Gehirn formt sich entlang den sozialen Erfahrungen des Kindes und entlang der Art, wie das Kind erzogen wird, lebt und sein Gehirn benutzt. Kinder müssen im Rahmen der Erziehung – liebevoll, erklärend, aber auch konsequent – zu Selbstkontrolle angehalten werden, also lernen, zu warten, zu teilen und ihre Impulse zu kontrollieren. Andernfalls ergeben sich, wie die Dunedin-Studie eindrucksvoll zeigt, im wahrsten Sinne des Wortes weitreichende negative Folgen für das spätere Leben.

Naschen im Labor: Ein Stresstest der kindlichen Selbstkontrolle

Marshmallows sind kleine Süßigkeiten von der Größe einer Aprikose und gummiartig-teigiger Konsistenz, beliebt besonders in den USA. Auf Kinder üben sie eine unwiderstehliche Anziehungskraft aus. Ihre Attraktivität bei Kindern war der Grund, dass sie Eingang in die Erforschung der kindlichen Selbstkontrolle fanden. Der amerikanische Psychologe Walter

Mischel hatte Ende der 1960er-Jahre, also bereits einige Zeit vor dem Start der Dunedin-Studie, eine einfache, aber geniale Idee. Einem Kind wird von einer freundlichen Versuchsleiterin angeboten, einen auf einem kleinen Teller verführerisch präsentierten Marshmallow entweder sofort essen zu dürfen, oder aber ihn liegen zu lassen und zu warten, bis die Versuchsleiterin, die sich anschließend entfernt, zurückgekehrt sein würde. Wenn das Kind bis dahin gewartet haben sollte, würde es mit einem zweiten Marshmallow belohnt werden. Ein Verbot, den einen, bereits aufliegenden Marshmallow zu essen, wird nicht ausgesprochen. Das Kind ist aber informiert, dass es nur dann doppelt belohnt wird, wenn es die Rückkehr der Erwachsenen abwarten kann. Die Fähigkeit des Kindes, der vor ihm liegenden Versuchung zu widerstehen, kann in Minuten gemessen werden, die das Kind warten kann, bevor es seinem Impuls vielleicht doch erliegt. Der Test wird im Englischen als Delay-of-Gratification Task oder auch Marshmallow Task, im Deutschen in der Regel als Marshmallow-Test bezeichnet. Er wird mit jedem Kind jeweils einzeln durchgeführt.

Der Marshmallow-Test bedeutet für Kinder eine Herausforderung der Selbstkontrolle, wie sie auch uns Erwachsenen im realen Leben fortlaufend begegnet. Täglich stehen Kinder, Jugendliche und Erwachsene vor der Wahl, sich entweder einen naheliegenden Wunsch schnell zu erfüllen oder aber, um wichtigerer oder längerfristiger Ziele willen, zu verzichten oder eine Bedürfnisbefriedigung zumindest aufzuschieben. Nicht nur für die Spezies Mensch war die Entwicklung der Fähigkeit zur Selbstkontrolle ganz offensichtlich eine evolutionäre Erfolgsstrategie. Sie ist es auch für jeden einzelnen Menschen. Die Marshmallow-Forscher kamen jedenfalls zu einem ähnlichen Ergebnis wie die Autoren der Dunedin-Studie: Der Erwerb guter Selbstkontrolle hat nachhaltige positive Auswirkungen auf unser späteres Leben. Jugendliche, die als Vierjährige im Marshmallow-Test länger als andere warten konnten[43], zeigen als 14-Jährige eine höhere soziale Kompetenz und haben ein größeres Selbstbewusstsein. Zudem zeigen diese Jugendlichen eine überlegene Konzentrationsfähigkeit, sind stressresistenter und verhalten sich allgemein stärker vernunftgesteuert. Nicht zuletzt haben sie auch die besseren Schulnoten[44].

Auswirkungen schwach entwickelter kindlicher Selbstkontrolle im Marshmallow-Test zeigten sich auch im Erwachsenenalter. Wer im Kindesalter nicht in der Lage ist, auf sofortigen Konsum zu verzichten und auf etwas Besseres zu warten, trägt als Erwachsener ein erhöhtes Risiko für das Auftreten psychischer Störungen[45], neigt eher zu Übergewicht und hat häufiger Probleme mit Suchtmitteln oder Drogen. Bittet man diese Erwachsenen, im Kernspintomografen eine Testaufgabe zu absolvieren, bei der es darum geht, angesichts einer verlockenden Versuchung einen Impuls zu hemmen, fällt ihnen das nicht nur deutlich schwerer als anderen. Begleitend dazu zeigt die neurobiologische Analyse im Gehirn der Betroffenen eine – im Vergleich zu anderen – verstärkte Bottom-up-Aktivität des Trieb- oder Basissystems und eine zugleich abgeschwächte Top-down-Kontrolle des Präfrontalen Cortex[46]. Kein Kind wird mit guter oder schlechter Selbstkontrolle geboren. Die entscheidende Rolle spielt, wie schon erwähnt, das liebevolle, erklärende, aber auch konsequente Einüben von Wartenkönnen, Teilen und Impulskontrolle im Rahmen der Erziehung. Ein Kind wird sich an diesen Anstrengungen allerdings nur dann beteiligen, wenn es die Erfahrung macht, dass diese Strategie sich am Ende auch lohnt. Warum sollte ein Kind im Hier und Jetzt einen Verzicht leisten, wenn die in Aussicht gestellte Belohnung – sei sie materieller Art oder immaterieller Natur wie im Falle eines Lobs oder einer Anerkennung – sich nicht einstellt?

KEINE SELBSTKONTROLLE OHNE VERLÄSSLICHE ERWACHSENE

Der amerikanischen Psychologin Celeste Kidd gelang eine eindrucksvolle Demonstration des Einflusses, den die Verlässlichkeit Erwachsener auf die Entwicklung der kindlichen Selbstkontrolle hat[47]. Sie wiederholte den Marshmallow-Test mit dreieinhalb Jahre alten Kindern, jedes Kind wurde auch hier einzeln getestet. Vor dem eigentlichen Test ließ die Forscherin jedes Kind zunächst eine Erfahrung mit der Zuverlässigkeit der Testleiterin machen: Diese trat wie immer freundlich auf, legte dem Kind Malpapier auf den Tisch und dazu einige stark abgenützte Malstifte. Dann teilte sie dem Kind – als sei ihr das eben erst eingefallen – mit, es gebe in einem anderen Zimmer einen Schrank, in dem sich wunderbare Farbstifte mit leuchtenden Farben befinden. Ob sie diese holen solle? Nachdem das Kind die Frage wie erwartet bejaht hatte, verschwand sie für einen kurzen Moment und kehrte zurück, wobei sie bei der einen Hälfte der einzeln getesteten Kinder die versprochenen Stifte auf den Tisch legte. Bei der anderen Hälfte der Kinder drückte sie ihr großes Bedauern aus, sie habe sich leider geirrt, die Stifte seien nicht da gewesen. Jedem Kind wurde nun noch etwas Zeit zum Malen gelassen, dann folgte der Marshmallow-Test. Die durchschnittliche Wartezeit, die Kinder durchhielten, ohne den vor ihnen liegenden Marshmallow zu vernaschen, betrug bei denen, die erlebt hatten, dass die Versuchsleiterin ihre Zusage einhielt, zwölf Minuten. Bei den zuvor enttäuschten Dreieinhalbjährigen war sie auf durchschnittlich drei Minuten verkürzt.

Wie oft machen wir Erwachsenen einem Kind irgendwelche Zusagen, die wir dann – mit für das Kind enttäuschenden Ausflüchten – nicht einhalten! Versprechen, die wir Erwachsenen gegenüber Kindern und Jugendlichen brechen, betreffen meistens Vorhaben, für die wir Zeit investieren müssten, zum Beispiel eine Verabredung zum gemeinsamen Spiel, zu einem Gang ins Freibad, ins Stadion oder in den Zoo, vielleicht auch nur das Versprechen eines Spaziergangs, eines damit verbundenen Gesprächs oder des abendlichen Vorlesens am Bett. Wenn wir eine solche Zusage unter dem Eindruck des auf uns lastenden Stresses, aus Zeitnot oder aus Müdigkeit nicht einhalten und das gegebene Versprechen brechen, schwächen wir das Vertrauen des Kindes in den Sinn, sich Pläne zu machen und über den Tag hinausgehende Vorhaben zu verfolgen. Meistens passiert noch etwas: Wenn wir das Kind durch eine nicht eingehaltene Zusage enttäuschen müssen, speisen wir es häufig mit einem Trostpflaster ab, um es damit ruhigzustellen. In der Regel tun wir dies mit etwas Essbarem oder mit Geld, für das sich das Kind dann etwas kaufen kann. Neurobiologisch gesehen, ist damit Folgendes passiert: Dem Präfrontalen Cortex des Kindes wurde – mit einer nicht eingehaltenen Zusage – die Botschaft gegeben, dass seine Dienste nicht gefragt sind. Seinem Trieb- oder Basissystem wurde mit der sedierenden Abfütterung deutlich gemacht, dass sofortige Bedürfnisstillungen in einem Leben, das wenig Planbarkeit zulässt, immer noch das Beste sind. Nichts anderes passiert, wenn wir Kinder und Jugendliche dazu anhalten, sich auf der Schule jahrelangen Anstrengungen zu unterziehen, ihnen anschließend aber keine Ausbildungs- oder Studienplätze anbieten.

WIE IM KIND VORSTELLUNGEN VON ICH, DU UND WIR ENTSTEHEN

Der Präfrontale Cortex ist bei der Geburt eines Kindes ein noch weitgehend unbeschriebenes Blatt. Seine Nervenzellen sind zwar schon vor Ort. Die für die Funktionstüchtigkeit von Nervenzell-Netzwerken erforderlichen Nervenbahnen werden jedoch erst im Verlauf der ersten drei Lebensjahre langsam funktionstüchtig[48]. Selbstkontrolle ist einem Säugling und Kleinkind aufgrund der neurobiologischen Unreife seines Präfrontalen Cortex in den ersten etwa 18 bis 24 Monaten daher noch nicht möglich. Aus diesem Grund haben in dieser Zeit an den Säugling oder an ein Kleinkind gerichtete Ansagen, Ermahnungen oder gar Strafen nicht den geringsten Sinn. Strafen – Tadel, Entzug der Zuwendung oder andere Maßnahmen – können Kleinkinder in dieser frühen Phase allenfalls traumatisieren und die anstehende Reifung des Präfrontalen Cortex be-, wenn nicht gar verhindern. Dies sind wichtige Erkenntnisse, die nicht nur von Eltern, sondern auch in Krippen beachtet werden müssen, in denen unter Zweijährige versorgt werden.

Selbstkontrolle kann nur beginnen, wo auch ein Selbst ist. Der Säugling weiß in den ersten Lebensmonaten aber noch nichts von einem Ich und nichts von einem Du. Er kann weder die aus der Außenwelt noch die aus seiner körperlichen Innenwelt kommenden Wahrnehmungen deuten. Der einzige Weg, um aus seiner postnatalen Desorientierung herauszukommen, ist für den Säugling die Zweierbeziehung, die er zunächst mit der Mutter – oder deren Vertreterin oder Vertreter –, etwas später dann mit wenigen weiteren Personen eingeht. Warum sind Zweiersituationen für Säuglinge und Kleinkinder in den ersten etwa 24 Monaten unersetzlich? Nur in dyadischen Situationen zwischen Säugling oder Kleinkind einerseits und jeweils *einer* Bezugsperson andrerseits erhält der Winzling die für ihn unersetzlichen, auf ihn ganz individuell abgestimmten Resonanzen[49], die ihm zu einer Orientierung über sich selbst verhelfen und in ihm einen ersten Eindruck von dem entstehen lassen, was ein Ich und was ein Du ist. Bei dieser faszinierenden Entwicklung ist der Präfrontale Cortex mit von der Partie.

Da die Selbstkontrolle ein vom Präfrontalen Cortex organisierter Prozess ist, liegt es nahe, dass hier auch die Vorstellung vom eigenen Ich und das innere Bild von einem Du verankert sein müssen. Die Annahme, eine solche innere Vorstellung sei bereits bei der Geburt eines Menschen von Natur aus irgendwie gegeben, ist ein weitverbreiteter Irrtum. Die Vorstellung, der menschliche Säugling beginne sein Leben mit einer bereits vorhandenen egoistischen Instanz namens Ich, zu der irgendwann die Vorstellung von einem Du hinzukommt, ist sowohl aus psychologischer wie auch aus neurobiologischer Sicht falsch. Die Entstehung eines gefühlten Ich oder Selbst einerseits und die Entwicklung der inneren Vorstellung von einem Du andrerseits muss im Gehirn des Säuglings noch passieren[50], wobei beide Prozesse von Anfang an aufs Engste miteinander gekoppelt sind. Erst entlang den Erfahrungen, die der Säugling im Rahmen seiner frühen Zweier-Beziehungen macht, entwickeln neuronale Netzwerke im kindlichen Gehirn die Funktionen, die nachfolgend das Erleben eines Ich und eines Du ermöglichen. Diese Netzwerke haben ihren Sitz im unteren Teil des Präfrontalen Cortex[51]. Sie werden sowohl bei Gedanken an die eigene Person als auch bei Gedanken an Bezugspersonen aktiv[52]. Sie sind die neurobiologische Grundlage der Tatsache, dass Zweijährige ein Zusammengehörigkeits- und Wir-Gefühl und ein spontanes, nicht etwa erst durch materielle Belohnungen hervorgerufenes Bedürfnis zeigen, dass hilfsbedürftigen anderen Menschen geholfen wird.[53]

Die enge, neurobiologisch verankerte Koppelung zwischen der Wahrnehmung des eigenen Ichs einerseits und dem Erleben anderer Menschen andrerseits hat zur Folge, dass wir uns selbst immer ein Stück weit so erleben, wie uns andere sehen – und umgekehrt. Je jünger oder hilfloser wir sind, desto stärker zeigt sich dieser Zusammenhang. Wohl die meisten haben einmal beobachtet, wie ein Kleinkind hinfiel, sich am Knie verletzt hat, dann aber als Allererstes zum Gesicht der begleitenden Mutter aufschaut, um sich dort sozusagen zu informieren, wie das Geschehen einzuschätzen ist. In einer solchen Situation wird sichtbar, wie die vom Erwachsenen ausgehende Einschätzung den vom Kind tatsächlich erlebten Schmerz – und die weitere Reaktion des Kindes – beeinflusst. Was im Falle des gestürzten Kindes zu beobachten ist, ereignet sich fortwährend – und mit weit schwerwiegenderen Auswirkungen – im ganz normalen zwischenmenschlichen Alltag. Die Grundstimmung seiner Bezugspersonen überträgt sich auf das Selbstgefühl des Kindes. Optimistische Bezugspersonen infundieren das Kind mit dem Glauben an eine gute Zukunft. Die Perspektiven, die wir auf Kinder und Jugendliche haben, färben deren Selbstwahrnehmung. Junge Menschen, die keine Sympathie erleben, können auch sich selbst nicht annehmen. Bezugspersonen, die mit dem Kind keine Hoffnung, keine Zukunft und keine Vorstellungen über mögliche Entwicklungsziele verbinden und ihren Nachwuchs stattdessen zum Beispiel dem Bildschirm überlassen, werden ein Kind heranwachsen sehen, das für sich selbst auch keine Zukunft sehen und keine Anstrengungsbereitschaft entwickeln wird[54]. Umgekehrt können die Sympathie und das Zutrauen, die ein Kind oder Jugendlicher vonseiten seiner Bezugspersonen erlebt, wahre Wunder bewirken. Positive Vorstellungen, die Bezugspersonen von jungen Menschen haben, werden so zu einem Teil des Plans, den junge Menschen für sich selbst haben werden. Voraussetzung dafür ist allerdings eine im Kind geglückte neurobiologische Koppelung zwischen Ich und Du, die ihrerseits nur dann gelingt, wenn Kleinkinder gute Beziehungserfahrungen machen konnten.

Die im unteren Teil des Präfrontalen Cortex verortete Koppelung zwischen Repräsentanzen der eigenen Person und der anderer Menschen bahnt einen Zugangsweg, über den nicht nur Erwachsene großen Einfluss auf Kinder, sondern auch Mitmenschen ein Leben lang einen wechselseitigen Einfluss aufeinander ausüben können. Wie es anderen, von uns wahrgenommen Menschen ergeht, hat daher immer auch Einfluss auf unsere eigene Grundbefindlichkeit – und umgekehrt. Dies ist einer der Gründe, warum gute soziale Beziehungen erwiesenermaßen zu Wohlbefinden und guter Gesundheit führen[55]. Interessanterweise korreliert die Größenausdehnung der an der Basis des Präfrontalen Cortex nachweisbaren Netzwerke für die Koppelung zwischen Ich und Du bei Erwachsenen mit der Größe des sozialen Netzwerks einer Person[56]. Der wechselseitige Einfluss auf unser Befinden, den wir untereinander ausüben können, nimmt, wenn wir den Kinder- und Jugendjahren entwachsen sind, etwas ab, zeigt sich verstärkt aber immer dann, wenn wir uns in einer Situation der Abhängigkeit oder Hilflosigkeit, also sozusagen wieder im Kindmodus befinden. Besonders deutlich wird dies, wenn wir erkrankt sind und den Einfluss der Arzt-Patienten-Beziehung auf den Erkrankungsverlauf erleben. Welche Haltung der Arzt gegenüber dem Patienten und seiner Erkrankung einnimmt und was er dem Kranken sagt, kann sich – über die Eintrittspforte der neurobiologischen Koppelung zwischen Ich und Du – in verschiedenen Teilen unseres Körpers auswirken und unsere Gesundheit beeinflussen.

Der eigentliche Schritt zur Selbstkontrolle

Ohne Selbst kann es – wie wir uns bereits klargemacht haben – keine Selbstkontrolle und damit auch keine Selbststeuerung geben. Allerdings schaffen neuronale Netzwerke, in denen eigene Vorstellungen vom Ich sowie die Perspektiven anderer Menschen verortet sind, noch keine Selbstkontrolle, sie bilden dafür nur eine Voraussetzung. Dem ersten muss sich daher ein zweiter Reifungsschritt des Präfrontalen Cortex anschließen. Während sich die Entwicklung der für die Koppelung von Ich und Du zuständigen Netzwerke, wie dargestellt, im unteren Teil des Präfrontalen Cortex abspielt, bilden sich die neuronalen Grundlagen der eigentlichen Selbstkontrolle im oberen, der Stirnwölbung zugewandten Teil aus[57]. Netzwerke, die hier mit Beginn des dritten Lebensjahres heranzureifen beginnen, sind in der Lage, auf die neuronalen Strukturen des unteren Präfrontalen Cortex einzuwirken, und ermöglichen so eine Reihe von Kompetenzen, welche die Selbstkontrolle im engeren Sinne einschließen[58]. In ihrer Gesamtheit werden die sich im Kind jetzt entwickelnden Fähigkeiten als exekutive Funktionen bezeichnet[59]. Damit ist gemeint, dass Kinder jetzt zu lernen beginnen, sich Ziele zu setzen, im Spiel Handlungen zu planen, konzentriert bei einer Sache zu bleiben, ihre Aufmerksamkeit zu steuern und mehrere aktuell relevante Dinge gleichzeitig im Bewusstsein präsent zu halten. Diese Entwicklung setzt allerdings voraus, dass Kinder dazu über mehrere Jahre geduldig und konsequent angeleitet werden.

Voraussetzung für Selbstkontrolle ist die Fähigkeit, Regeln zu begreifen, diese zu beachten und vor allem bei Bedarf eigene Impulse zu hemmen. Im Falle der Kinder von Dunedin sowie bei den Marshmallow-Experimenten der Arbeitsgruppe von Walter Mischel waren es zu den exekutiven Funktionen zählende Kompetenzen, die getestet und hinsichtlich ihrer Langzeitfolgen bewertet wurden. Tatsächlich sind es nicht irgendwelche Intelligenzquotienten, sondern in allererster Linie die exekutiven Funktionen – Selbstkontrolle inklusive –, die darüber entscheiden, ob ein Kind wirklich schulreif ist und in der Schule bestehen kann[60]. Dass soziale Erfahrungen die Entwicklung des Gehirns beeinflussen, bleibt auch dort von Gültigkeit. Ohne geeignete Beziehungen zu seinen Eltern, Pädagogen und Mentoren kann der fällige Reifungsschritt des oberen Präfrontalen Cortex nicht gelingen.

Die Beziehungen, die das Kind jenseits des zweiten Lebensjahres braucht, unterscheiden sich allerdings von den Voraussetzungen, die in den ersten 24 Monaten gegeben sein müssen. Die Liebe seiner Bezugspersonen braucht das Kind zwar auch weiterhin, doch Liebe allein reicht nun nicht mehr. Was also braucht das Kind, um die jetzt anstehenden Entwicklungsschritte anzugehen?

Eltern, Erzieherinnen und Lehrkräften stellt sich ab dem dritten Lebensjahr die Aufgabe, das Kind bei der Erkundung der Welt zu ermutigen und zu begleiten, es bei der Entwicklung seiner Fähigkeiten zu planvollem Vorgehen anzuleiten, sein Sozialverhalten zu lenken und ihm deutlich zu machen, was richtig und was falsch ist[61]. Bei diesem Prozess wird nicht nur sehr viel Entdeckerfreude und Glück erlebt. Ebenso kommt es – für Kind, Eltern und Erzieherinnen – zu Frustrationen, die ausgehalten werden müssen. Denn das – letzten Endes ja dem Kind dienende – Entwicklungsziel der Selbstkontrolle kann nur erreicht werden, wenn das Kind dazu angehalten wird, dort, wo es im Dienste der Gemeinschaft erforderlich ist, eigene Impulse zu bremsen, Aufschub zu ertragen und – wo nötig und begründet – Verzicht zu üben. Eltern und Erzieherinnen – und mit ihnen das Kind – müssen lernen, Nein zu sagen. Wenn der erste Entwicklungsschritt nicht geklappt hat, wenn also die neurobiologische Koppelung zwischen dem Ich des Kindes und dem Du – Elternteilen, Erzieherinnen, Mentoren – zu schwach ausfiel oder misslungen ist, dann wird das Kind weder ein hinreichendes Vertrauen zu sich selbst haben noch hinreichende Motivation und Loyalität aufbringen, sich an seinen Bezugspersonen zu orientieren. Der zweite Entwicklungsschritt zehrt also vom Kapital des ersten.

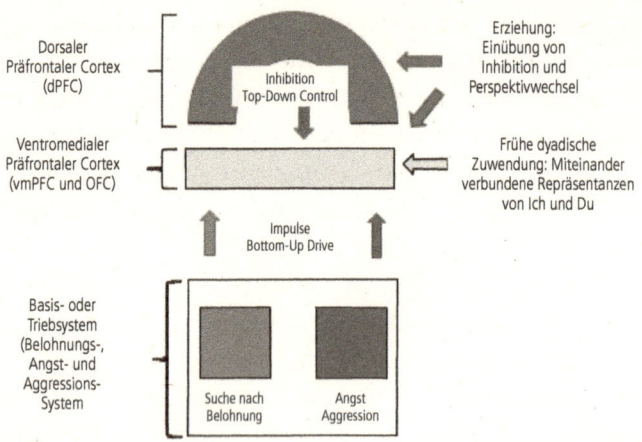

Schematische Darstellung der Beziehung zwischen dem neurobiologischen Basis- oder Triebsystem (unten) und den beiden Etagen des Präfrontalen Cortex (oben). Das Basis- oder Triebsystem ist zum Zeitpunkt der Geburt weitgehend ausgereift. Im Gegensatz dazu ist der Präfrontale Cortex bei Geburt ein unbeschriebenes Blatt. Seine Reifung beginnt in seinem unteren, unmittelbar über den Augenhöhlen liegenden ventralen Teil (im sogenannten Orbitofrontalen beziehungsweise ventromedialen Präfrontalen Cortex OFC / vmPFC). Die liebevolle dyadische Zuwendung von Bezugspersonen führt hier zur Verortung von neuronalen Netzwerken, in denen die Vorstellung eines Ich und eines Du repräsentiert ist. Beide Repräsentanzen sind eng miteinander verbunden und können sich gegenseitig beeinflussen.

Zwanzig Prozent der 15-Jährigen in Deutschland zeigen bei den exekutiven Funktionen schwere Defizite und scheitern beim Lösen einfachster Alltagsaufgaben: Sie können im öffentlichen Nahverkehr zum Beispiel nicht die passende Fahrkarte lösen und sind überfordert, in einem Katalog das günstigste Produkt auszuwählen, weil sie ihre Konzentration und Aufmerksamkeit nicht hinreichend steuern und nicht planvoll handeln können.[62] Was jede Säugetierspezies ihrem Nachwuchs angedeihen lässt – im Falle von Raubtieren ist es zum Beispiel das Erlernen der Jagd –, kann sich die Spezies Mensch nicht ersparen. Was wir unseren Kindern und Jugendlichen heute beibringen müssen, ist natürlich nicht die Jagd, sondern das, was uns im Verlauf der Evolution zur erfolgreichsten Spezies gemacht hat: Konzentration, planvolles Handeln, Selbstkontrolle und soziale Kompetenz. Was unseren Kindern fehlt, sind Erwachsene – vor allem Väter[63] –, welche die erforderliche Zeit aufbringen, um sie beim Erwerb dieser Kompetenzen anzuleiten. Hinzu kommt, dass viele Eltern heute unsicher sind, ob sie ihr Kind bei der Erziehung frustrieren dürfen. Viele Erwachsene, denen die Erinnerung an die grausame schwarze Pädagogik früherer Zeiten immer noch in den Knochen steckt, fürchten offenbar, ihrem Kind zu schaden, wenn es tatsächlich aber darauf ankäme, dem Kind etwas abzufordern, ihm wohlbegründete Grenzen zu setzen oder ein klares Nein aussprechen. Viele Eltern kapitulieren umgehend, wenn ihr Kind protestiert oder eine Szene macht – Eltern anderer Säugetierspezies würde dies kaum passieren. Tatsächlich schaden Eltern dem Kind, wenn sie ständig nachgeben. Die notwendigen erzieherischen Hinweise an das Kind müssen allerdings altersangemessen, mit begleitender Erklärung und immer unter dem Vorzeichen ihrer Sinnhaftigkeit gegeben werden.

Der freie Wille, auch eine Frage der Erziehung

Wer angesichts mehrerer Wahlmöglichkeiten eine freie Willensentscheidung treffen möchte, benötigt Kompetenzen, die er ohne eine hinreichende Entwicklung des Präfrontalen Cortex schlicht nicht hat. Über einen freien Willen verfügt nur, wer seine Aufmerksamkeit steuern, mehrere relevante Aspekte gleichzeitig im aktuellen Bewusstsein – im sogenannten Arbeitsgedächtnis – halten, sich realistische Ziele setzen, den Weg dorthin erkennen und mehrere mögliche Ziele gegeneinander abwägen kann. Vor allem aber setzt eine freie Willensentscheidung die Fähigkeit voraus, eigene spontane Impulse hemmen zu können[64]. Diese Fähigkeiten, die bereits erwähnten exekutiven Funktionen, sind die entscheidenden Werkzeuge des freien Willens. Ihr neurobiologischer Werkzeugkasten ist der Präfrontale Cortex. Ein besonders übler Saboteur der freien Willensentscheidung ist die fehlende Impulskontrolle. Wer auf jeden Reiz reagieren muss, auf jede Provokation in Zorn gerät und keiner Versuchung widerstehen kann, dessen Verhalten ist auf Reiz-Reaktions-Abläufe reduziert[65]. Sinnvolle Selbstkontrolle muss mit dem Kind in einem jahrelangen Dialogprozess immer wieder gelebt und eingeübt werden. Auch hier gilt die neurobiologische Use-it-or-lose-it-Grundregel.

Laissez faire schadet unseren Kindern und Jugendlichen. Ich möchte Eltern, Pädagogen und Mentoren ermutigen, sich mit Kindern und Jugendlichen nicht nur insgesamt mehr zu beschäftigen, sondern sich auch mutig mit ihnen auseinanderzusetzen. Wir sollten in der Begegnung mit jungen Menschen mehr zu dem stehen, was wir – nicht im eigenen Interesse, sondern im Sinne unseres Nachwuchses – für richtig halten, und dabei auch die Kontrolle von Spontanimpulsen, beginnend mit dem etwa dritten Lebensjahr, einüben. Dies kann auf vielerlei Weise geschehen, zum Beispiel durch das klare Nein am Naschregal an der Kasse, durch das Wartenkönnen auf eine gemeinsame Mahlzeit[66], bei Jugendlichen durch die gemeinsame kritische Prüfung beim Kauf von Konsumartikeln, die verabredete Begrenzung der Bildschirmnutzung oder durch das konsequente Festhalten an verabredeten Grenzen des zur Verfügung gestellten Taschengelds. Die schönste Art, mit Kindern und Jugendlichen die Einhaltung von Regeln einzuüben, ist ohne Frage das – zu Hause oder draußen praktizierte – gemeinsame Spiel.

Die durch den Präfrontalen Cortex ermöglichte Impulskontrolle hat jedoch nicht nur einen inhibitorischen Aspekt. Sie kann und soll auch helfen, Bequemlichkeitsimpulse zu überwinden. Auch dies bedarf der Einübung. Eltern begehen keinen Fehler, wenn sie ihre Kinder oder Jugendlichen dazu anhalten, einem Sportverein beizutreten, ein Musikinstrument zu spielen lernen oder in einen Chor zu gehen. Ebenso wenig schadet es einem Kind, weniger Zeit vor Bildschirmen zu verbringen. Mit Erziehungsbemühungen immer wieder einhergehende Frustrationen – wie sie sowohl aufseiten des Kindes als auch von genervten Erziehern ertragen werden müssen – sind allerdings nur sinnvoll, wenn Kinder und Jugendliche nach einer angemessenen, nicht zu langen Durststrecke auch Erfolgs- oder Glückserlebnisse ernten und damit die Erfahrung machen, dass es sich tatsächlich lohnen kann, um längerfristiger Ziele willen vorübergehende Anstrengungen und Unannehmlichkeiten zu akzeptieren. Natürlich ist es unsinnig, Kinder – wie dies von sogenannten Helikoptereltern praktiziert wird – permanent auf Trab zu halten und mit Förderung zu überfordern. Auch junge Menschen brauchen Momente des Nichtstuns und Zeiten der Muße. Das Ziel einer auf das richtige Maß zielenden, manchmal vielleicht mühsamen Erziehungsstrategie sollte sein, dass Kinder und Jugendliche, wenn sie das Erwachsenenalter erreicht haben, einerseits gelernt haben, ihre natürlichen Bedürfnisse zu beachten, andrerseits aber auch über funktionierende Selbstkontrolle verfügen. Nur Menschen mit intakter Impulskontrolle können einen freien Willen ausüben.

SELBSTKONTROLLE UNTER SCHWIERIGEN BEDINGUNGEN

Warum ist, verglichen mit Kindern, die Todesrate von Teenagern auf 200 Prozent erhöht?[67] Auch dies hat mit dem Präfrontalen Cortex zu tun. Die Selbststeuerung durchläuft in der Adoleszenz eine schwierige Zeit. Häufigste Todesursache heranwachsender Jugendlicher im Alter zwischen etwa 12 und 18 Jahren sind Unfälle aufgrund von riskantem Verhalten[68]. Der Grund scheint in einer pubertätsbedingten Zunahme der Bottom-up-Aktivität des neurobiologischen Trieb- und Basissystems zu liegen. Verantwortlich für die verstärkte Suche nach Reizen in den Jahren der Adoleszenz ist vor allem das Belohnungssystem. Die in dieser Lebensphase zunehmende Unabhängigkeit eröffnet Jugendlichen neue Möglichkeiten sozialer Verbundenheit mit Peers. Die erwachende Sexualität erschließt neue Lustquellen und verbreitet das Spektrum von Sehnsüchten. Dies alles geht, neurobiologisch betrachtet, mit einer verstärkten Aktivierung des Belohnungssystems einher. Allerdings sind mit dieser Entwicklung auch eine erhöhte Verletzlichkeit und eine verstärkte Exposition gegenüber Gefahren verbunden. Zurückweisungen oder Beziehungsabbrüche aktivieren das – ebenfalls zum Basissystem gehörende – Aggressionssystem, dessen Dynamik in der Zeit der Adoleszenz deutlich gesteigert ist[69]. Hinzu kommt in der Pubertät auch eine vorübergehende Schwächung der neuronalen Koppelung zwischen Ich und Du, die durch die bewusste und gewollte Suche pubertierender Jugendlicher nach einer eigenen, von ihren bisherigen Bezugspersonen unabhängigen Identität verursacht ist. Dies alles führt zu einer vorübergehend deutlich gestörten Balance zwischen den Bottom-up-Triebkräften und der Top-down-Kontrolle des Präfrontalen Cortex[70]. Für männliche Jugendliche hinzu kommt, dass sie, verglichen mit ihren weiblichen Peers, während der Pubertät eine etwas verminderte Durchblutung im Bereich des Präfrontalen Cortex zeigen[71], ein Phänomen, dessen Ursache noch unklar ist.

Für Verhaltensforscher war es ein aufsehenerregender Befund, für viele betroffenen Jugendlichen selbst ist es aber eher fatal: Heranwachsende unterschätzen nicht nur real gegebene Gefahren, sondern korrigieren Fehleinschätzungen auch dann nicht, wenn man ihnen dazu korrigierende objektive Informationen zur Verfügung stellt. Im Rahmen einer Studie wurde Teenagern eine Liste von vierzig unheilvollen Ereignissen vorgelegt, die jedem Menschen einmal zustoßen können, zum Beispiel, Opfer eines Autounfalls oder Raubüberfalls zu werden. Nachdem die Jugendlichen einschätzen mussten, für wie wahrscheinlich sie es halten, dass ihnen das jeweilige Ereignis persönlich zustoßen könne, hat man die jungen Leute anhand vorliegender Statistiken über die tatsächlichen Wahrscheinlichkeiten aufgeklärt. Anschließend ließ man die jugendlichen Teilnehmer zu jedem der Ereignisse in einem zweiten Durchgang eine erneute Einschätzung abgeben. Erstaunlicherweise korrigierten die jungen Leute ihre zweite Einschätzung zwar, wenn sie mit der ersten Gefahreneinschätzung *zu hoch* gelegen hatten, nicht aber, wenn sie eine ursprünglich *zu geringe* Gefahreneinschätzung nach oben hätten korrigieren müssen[72].

Selbststeuerung: Sichert unser Erziehungswesen die Voraussetzungen?

Der von unserer Arbeitswelt ausgehende tief greifende Wandel unserer Gesellschaft hat auch die Voraussetzungen für die Erziehung von Kindern und Jugendlichen enorm verändert. Das Ausmaß dieser Veränderungen und die Auswirkungen, die sie auf unsere Kinder und Jugendlichen haben, sind im Bewusstsein unserer Gesellschaft noch nicht angekommen. Erfreulicherweise hat unsere Gesellschaft in den 1970er-Jahren begonnen, die Erziehung von der Schwarzen Pädagogik[73] zu befreien, mit der Kinder und Jugendliche über mehr als ein Jahrhundert malträtiert und traumatisiert worden waren. Doch während dieses Projekt – angesichts weiterhin zu hoher Raten von Misshandlung – immer noch nicht als abgeschlossen betrachtet werden kann, sind wir in Teilen unseres Erziehungswesens, vor allem im Bereich der Betreuung von Kindern in den ersten beiden Lebensjahren, sogar dabei, zu einer ganz neuen Art von Schwarzer Pädagogik zurückzukehren.

Selbstkontrolle, Selbststeuerung, Autonomie und die Fähigkeit, einen freien Willen zu bilden, setzen, wie ich deutlich gemacht habe, eine ungestörte Entwicklung des Gehirns voraus, die ihrerseits nur stattfindet, wenn Kinder angeleitet werden. Die essenzielle Bedeutung, die einer guten Betreuung von Kindern für die regelrechte Entwicklung ihres Gehirns zukommt, ist wissenschaftlich einwandfrei erwiesen. Unter dem Einfluss der Beziehungserfahrungen, die Kinder und Jugendliche in ihrem unmittelbaren zwischenmenschlichen und erweiterten sozialen Umfeld machen, verändert ihr Gehirn seine Strukturen[74]. Umwelteinflüsse spielen für die neurobiologische und psychische Entwicklung von Kindern eine quantitativ weit bedeutendere Rolle als Effekte von genetischen Varianten[75]. Als besonders bedeutsam haben sich – Studien zufolge – die Anregungen herausgestellt, die Kinder bereits in den ersten vorschulischen Lebensjahren erhalten[76]. Nicht nur Extreme wie schwere Vernachlässigung oder Traumatisierung wirken sich auf das Gehirn aus. Wenn sich beispielsweise nur die Qualität der Beziehungen von Kindern zu ihren Hauptbezugspersonen vermindert, so verringert sich das Volumen wichtiger Hirnanteile – wie etwa des für die Gedächtnisbildung maßgeblichen Hippocampus – signifikant[77]. Vernachlässigung und erst recht Gewalterfahrungen haben fatale Folgen für das Gehirn. Hiervon betroffene Kinder zeigen eine bis zu 20-prozentige Verminderung des gesamten Hirnvolumens, von welcher natürlich auch der Präfrontale Cortex betroffen ist[78]. Die psychischen Folgen sind neben einer beeinträchtigten Fähigkeit zur Selbstkontrolle und deutlich erhöhtem Auftreten von Suchtverhalten: Angststörungen, Depressionen, Persönlichkeitsstörungen, Essstörungen, schizophrene Erkrankungen und erhöhte Suizidalität[79].

Wer annimmt, ein in solcher Weise für das Gehirn nachteiliges soziales Umfeld sei für Kinder und Jugendliche in unserem Lande die Ausnahme, der irrt sich gewaltig. Von schwerer Vernachlässigung betroffen sind in Deutschland mehr als 10 Prozent, von weniger stark ausgeprägten Formen der Vernachlässigung sogar 50 Prozent der Kinder. Emotional misshandelt werden in unserem Land 17 Prozent, körperlich misshandelt 15 Prozent der Kinder. Sexuellen Missbrauch erleben 15 Prozent der Kinder, davon 2 Prozent schwere sexuelle Misshandlungen[80]. Aufgrund einer nicht unerheblichen Dunkelziffer muss vermutet werden, dass Schwierigkeiten nicht nur dort bestehen, wo die Probleme von Kindern und Jugendlichen statistisch erfasst werden konnten[81].

Weitere Messgrößen, die auf die Situation von Kindern und Jugendlichen in unserem Lande schließen lassen, sind das Essverhalten und der Konsum gesundheitsschädlicher, potenziell Sucht erzeugender Stoffe. Beides ist sowohl als Ursache wie auch als Folge einer verminderten Fähigkeit zur Selbststeuerung zu betrachten. Regelmäßig (!) Alkohol konsumieren in Deutschland etwa 15 Prozent der 12- bis 17-Jährigen. Rund 12 Prozent in dieser Altersstufe sind bereits Raucher[82]. Die Häufigkeiten des Alkohol- und Nikotinkonsums nehmen jenseits des 17. Lebensjahres massiv zu. Über 4 Prozent der 14- bis 16-Jährigen sind nach harten Kriterien internetsüchtig[83]. Der Prozentsatz Jugendlicher, deren Bildschirmkonsum streng genommen nicht unter Sucht fällt, aber dennoch hoch problematisch ist, liegt um ein Vielfaches höher. Weiter verbreitet als suchtverdächtige Verhaltensweisen im engeren Sinne sind mit der Ernährung zusammenhängende Probleme. Die Fehlentwicklung beginnt hier bereits im Vorschulalter. Deutlich über eine Million Kinder in Deutschland sind übergewichtig. Die 800 000 adipösen, also schwer übergewichtigen Kinder hinzugerechnet, leben in Deutschland also 1,9 Millionen Kinder, die nicht gesund ernährt werden, sich zu wenig bewegen und mit ihrem Übergewicht auch ein massives Gesundheitsrisiko mit sich herumtragen[84].

Die Frage, wie wir in unserem Land für unsere Kinder sorgen, stellt sich nicht nur im Hinblick auf diejenigen Kinder und Jugendlichen, die schon früh mit Problemen auffallen und in den bereits genannten Statistiken auftauchen. Zu den evolutionär entstandenen Überlebenskünsten von Kindern gehört ihre Fähigkeit, sich anzupassen und nicht unangenehm aufzufallen. Ohne Frage hat dies auch unschätzbare Vorteile. Viele Kinder sind jedoch gezwungen, bereit und fähig, sich in einem weit größeren Ausmaß anzupassen – und sich dabei schließlich auch erheblich zu verbiegen –, als ihnen physisch und psychisch guttut. Diese Anpassungsbereitschaft kann Phänomene hervorbringen, die sich wie eine Art Zeitbombe verhalten. Eine solche Zeitbombe ist die teilweise krasse emotionale Unterversorgung von unter dreijährigen Kindern. Diese Unterversorgung betrifft keineswegs nur problematische häusliche Milieus, sondern vor allem die rasant zunehmende Zahl von personell und räumlich unzureichend ausgestatteten Krippen und Kindertagesstätten. Eine gelingende psychische und neurobiologische Entwicklung erfordert in den ersten beiden Lebensjahren, wie bereits ausgeführt, überwiegend dyadische Beziehungserfahrungen, also Begegnungen mit jeweils *einem* Gegenüber, welches das Kleinkind individuell spiegelt. Nur so kann das Kind ein robustes Selbstgefühl entwickeln und die unersetzliche Grunderfahrung verlässlicher zwischenmenschlicher Verbundenheit machen. Und auch jenseits des 24. Lebensmonats muss die Ansprache des Kleinkindes in einem ausreichenden Maße dyadischer Natur sein.

Eine neue Variante von Schwarzer Pädagogik?

Von einer hinreichenden Befriedigung der emotionalen, psychologischen und neurobiologischen Bedürfnisse von unter dreijährigen Kindern kann derzeit – Stand 2015 – in Deutschland in der Mehrzahl der für diese Altersstufe angebotenen

Betreuungseinrichtungen nicht die Rede sein[85]. Mehr als 660 000 unter Dreijährige – dies entspricht etwa einem Drittel der betroffenen Jahrgänge – besuchen derzeit Betreuungseinrichtungen. Der von Psychologen und Erziehungswissenschaftlern für die unter Dreijährigen zu Recht geforderte Personalschlüssel von einer Betreuerin zu drei Kindern wird nur in einem kleinen Teil der Einrichtungen erreicht. Zu bedenken ist hierbei, dass die tatsächliche Fachkraft-Kind-Relation aufgrund von Verwaltungsarbeit, Fortbildungen sowie Urlaubs- und Krankheitsabwesenheiten jeweils deutlich schlechter ist als der Personalschlüssel. Der reale Alltag mutet Kindheitspädagoginnen, die in einer Krippe oder Kindertagesstätte tätig sind, in Westdeutschland die Betreuung von durchschnittlich über fünf, in Ostdeutschland von im Schnitt deutlich über acht unter dreijährigen Kindern zu[86]. Fälle, wo eine Fachkraft bis zu zehn Kleinstkinder betreut, sind keine Seltenheit. Derartige Situationen bedeuten nicht nur eine schwere Vernachlässigung dieser Kinder, sondern auch eine Überforderung der Betreuerinnen, die dadurch einem erhöhten Burn-out-Risiko ausgesetzt werden.

Auch die Ernährung in den Betreuungseinrichtungen lässt zu wünschen übrig. In mehr als 80 Prozent der deutschen Kindertagesstätten entspricht sie nicht den Empfehlungen der Deutschen Gesellschaft für Ernährung. Die Kinder erhalten vor allem zu wenig Obst, Salat und Rohkost[87]. Gesetzlich festgelegte Mindeststandards, die den Bedürfnissen der unter Dreijährigen gerecht werden, sucht man vergeblich. Ein vor Kurzem von der Landesregierung eines Bundeslandes[88] vorgelegter Gesetzentwurf sieht – beziehungsweise sah – für unter Dreijährige einen Personalschlüssel von 1:6 vor. Entwicklungen dieser Art markieren die Rückkehr zu einer neuen Art von Schwarzer Pädagogik. Wegen erwiesener negativer Effekte von emotionaler Unterversorgung auf die kognitive und psychische Entwicklung von Kleinkindern raten Entwicklungspsychologen grundsätzlich davon ab, Kinder in den ersten zwölf Monaten in Einrichtungen zu geben[89]. Ab dem 18. Monat kann sich die Betreuung in einer Einrichtung nur dann günstig auswirken, wenn sie den genannten Standards voll entspricht. Von hoher Dringlichkeit ist vor diesem Hintergrund ein Bundesgesetz für Kitas, wie es im Rahmen einer gemeinsamen Initiative von Arbeiterwohlfahrt, der Gewerkschaft Erziehung und Wissenschaft, der Caritas Deutschland und vom Bundesverband katholischer Kindertagesstätten gefordert wird[90]. Sinn und Zweck eines solchen Gesetzes ist die Sicherstellung struktureller Mindeststandards von Betreuungseinrichtungen von Kindern unter drei Jahren, wozu nicht nur ein Personalschlüssel von 1:3 zählt, sondern auch eine hinreichende Qualifizierung der Kindheitspädagoginnen und eine qualitativ gute, vitaminreiche, fett- und zuckerarme Ernährung der Kinder.

Ganztagsschulen: Aufbewahrungsorte statt Treibhäuser der Zukunft

Auch an unseren Schulen ist die Förderung der Selbstkontroll- und Selbststeuerungspotenziale der Kinder besorgniserregend mangelhaft. Bedingt durch den Alltagsstress und allgemeinen Zeitmangel ihrer Eltern und Pädagogen, fehlt es vielen Kindern in hohem Maße an persönlichem Gesehenwerden, an Zuwendung und an Gelegenheiten zur produktiven Auseinandersetzung mit Bezugspersonen. Ein besonders gravierender Mangel herrscht an Möglichkeiten, sich sportlich oder musikalisch zu betätigen. Sport und Musik sind sozusagen Intensivtrainingslager für die Entwicklung der exekutiven Funktionen, und hier ganz besonders der Selbstkontrolle und der soziale Kompetenzen[91]. Anstatt diese Fächer – vor allem im Rahmen des dringenden Ausbaus von Ganztagsschulen – massiv zu verstärken, sind viele Ganztagsschulen, statt Treibhäuser für die Zukunft unserer Kinder zu sein, inzwischen zu reinen Aufbewahrungsanstalten verkommen[92]. Parallel zum krassen Mangel an Bewegung haben die Zeiten, die Kinder vor Bildschirmen und Displays verbringen, massiv zugenommen. Pauschale Verurteilungen der modernen Medien haben keinen Sinn. Mit Blick auf die Entwicklung der exekutiven Funktionen ist das, was Kinder und Jugendliche bei Computerspielen, in sozialen Netzwerken oder beim ziellosen Surfen im Internet tun, allerdings wenig hilfreich, im Gegenteil. Gefragt sind in den modernen Medien schnelle Reaktionen auf Reize, nicht aber das für die Entwicklung der Selbststeuerung so wichtige Innehalten und das Reflektieren von Wahlmöglichkeiten. Trainiert wird mit den modernen Medien viel zu sehr das Go, die schnelle und wie automatisch ablaufende Reaktion, und viel zu wenig das No go, also das Innehalten und Nachdenken.

Ihren Ausdruck findet die für viele Schülerinnen und Schüler unbefriedigende Lebenssituation in einem hohen Maße an stressbedingten Gesundheitsstörungen[93] und in einer ungewöhnlichen Zunahme von ADHS-Diagnosen[94]. Die Inhaltsstoffe der bei dieser Diagnose verordneten Medikamente – Ritalin und andere – ersetzen jene Glücksbotenstoffe, die von den Belohnungssystemen der betroffenen Kinder nicht mehr ausgeschüttet werden. Die potenziellen Nebenwirkungen der ADHS-Medikamente sind beachtlich, die Langzeiteffekte noch völlig unklar[95]. Was die körpereigenen Botenstoffe von jungen Menschen, vor allem den Glücksbotenstoff Dopamin, weit besser als Medikamente aktivieren würde, wäre ein Mehr an persönlicher Zuwendung, vor allem aber Bewegung und Musik[96]. Wir sollten nicht abwarten, bis zappelige Kinder in der Schule irgendwann die Diagnose eines ADHS gestellt bekommen und daraufhin dann Medikamente erhalten. Besser wäre es, wenn Kinder bereits im Vorschulalter in Kindergruppen an spielerisch gestalteten Programmen teilnehmen, die darauf abzielen, die Kinder in Bewegung zu bringen, die Aufmerksamkeit zu fokussieren, die körperliche und seelische Selbstwahrnehmung zu schulen, Unruheimpulse zu zügeln und die Fähigkeit zu kooperativem Handeln zu stärken. Programme dieser Art, bei denen nicht nur die gute Akzeptanz bei Kindern, sondern auch der positive Einfluss auf die exekutiven Funktionen der Kinder gesichert ist, sind auf dem Markt, darunter das von der UNESCO ausgezeichnete, auf Kinder im Vorschulalter zielende »Tools of the Mind«-Curriculum[97].

Achtsamkeit in der Schule

Angesichts des in unseren Schulen herrschenden hohen Ausmaßes an Unruhe, Impulsivität und Destruktivität, unter welchem nicht nur Lehrkräfte, sondern auch die Schülerinnen und Schüler leiden, überrascht es nicht, dass seit einigen Jahren eine Intervention Eingang in den Schulalltag gefunden hat, deren Ziel es ist, den unruhigen Geist zu fokussieren und in einen Zustand wohltuender Ruhe zu bringen. Die in den USA vor allem unter der Bezeichnung Mindfulness-Based Stress Reduction (MBSR) verbreitete Achtsamkeitspraxis verbindet Übungen meditativer Konzentration mit Yogaelementen[98]. Gegenstände der Achtsamkeit während der Übungen sind Körperempfindungen, der Atem, Geräusche, innere Gestimmtheiten und die eigene, immer wieder abschweifende und dann jeweils behutsam zurückgeholte Aufmerksamkeit.

Achtsamkeitsübungen können, wie sich herausgestellt hat, bei Schülerinnen und Schülern aller Altersstufen, beginnend bei Kindern im Grundschulalter, mit Erfolg angewandt werden[99]. Das zunächst nur für Erwachsene entwickelte MBSR-Curriculum wurde dazu für Kinder und Jugendliche angepasst, seine erfolgreiche Anwendung ist wissenschaftlich belegt. Besonders ausgeprägte positive Effekte der Achtsamkeitspraxis zeigen sich vor allem bei jenen Kindern, die in ihrem Verhalten besonders beeinträchtigt sind. Achtsamkeitsübungen bei Kindern und Jugendlichen verbessern die Verhaltensregulation, stärken die exekutiven Funktionen und erhöhen die Stressresistenz[100]. Auch Lehrkräfte, die in Deutschland einem der Berufe angehören, die am stärksten vom Risiko eines Burn-out-Syndroms betroffen sind, können von der Achtsamkeitspraxis profitieren[101]. Eingebettet in einen von der Deutschen Forschungsgemeinschaft unterstützten Sonderforschungsbereich[102], untersuchen mein Freiburger Kollege Stefan Schmidt und ich, zusammen mit Sarah Gouda und Tam Luong, zwei jungen Wissenschaftlerinnen, die Akzeptanz und Wirksamkeit der Achtsamkeitspraxis bei Gymnasialschülern und -lehrern. Die bisherigen Beobachtungen und Ergebnisse unserer Arbeitsgruppe sind ausgesprochen ermutigend.

Erziehung zu gelingender Selbststeuerung

Die Erziehung zu gelingender Selbststeuerung ist ein Balanceakt. Von denen, die in pädagogischer Verantwortung stehen, fordert sie ein Gleichgewicht zwischen empathischer Zuwendung, dem Mut zu pädagogischer Führung und dem Gewähren von Freiheitsräumen, die es Kindern und Jugendlichen ermöglichen, Autonomie zu erleben und ihre ganz eigenen Erfahrungen zu machen. Dieses Gleichgewicht ist nicht nur an die jeweilige Altersstufe anzupassen, sondern muss für jedes Kind auch individuell immer wieder neu austariert werden.

Die Erziehung zu Selbstkontrolle und zur sich aus ihr ergebenden Selbststeuerung ist ein dialektischer Prozess: Kinder und Jugendliche sollen lernen, sie selbst zu sein und sich selbst zu steuern. Gerade dafür aber brauchen sie auch pädagogischen Widerstand, der sie zwingt, sich mit ihren Impulsen und suchtartigen, auf schnelle Bedürfnisstillung abzielenden Verhaltenstendenzen auseinanderzusetzen. Dies kann nur in guten pädagogischen Beziehungen zu verlässlichen Bezugspersonen gelingen. Gute Beziehungserfahrungen sind eine unabdingbare Voraussetzung für die neurobiologische Entwicklung des Gehirns. Kinder und Jugendliche brauchen aber nicht nur verlässliche Zuwendung. Sie müssen die Abhängigkeit von Bezugspersonen, auf die sie sich unausweichlich einlassen müssen, auch immer wieder infrage stellen und sich ein Stück weit aus ihr herauslösen dürfen, sodass Raum für persönliches Wachstum und Entwicklung bleibt. Für die Erziehenden besteht die Kunst darin, diesen Prozess möglich zu machen, einerseits dadurch, dass sie sich immer wieder neu als zugewandte Bezugspersonen zur Verfügung stellen, und andrerseits dadurch, dass sie die sich wiederholenden notwendigen Ablösungsprozesse zulassen und ertragen.

3

Selbststeuerung: Leben gegen den Strom

Die Macht des Mainstreams

Momente gelungener Selbststeuerung haben einen hohen Lustfaktor[103]. Dass sie sich typischerweise vor allem dann einstellen, wenn wir uns bewusst entschieden haben, nicht das Naheliegende, Bequeme oder Konventionelle zu tun, sondern einen besonderen, ungewohnten Schritt zu gehen oder – zugunsten eines längerfristigen Ziels – einen kurzfristigen Verzicht zu leisten, erscheint zunächst widersprüchlich. Tatsächlich aber hat die Fähigkeit zur gezielt ausgeübten Selbstbeschränkung, zur bewussten Hemmung kurzfristiger Impulse und Gelüste ein erhöhtes Maß an Freiheitsräumen und Selbststeuerungsmöglichkeiten zur Folge. Einem dialektischen Prinzip folgend, kann ein momentaner Verzicht reicher und eine bewusste Selbstbeschränkung freier machen. Jetzt akzeptierte Anstrengungen können zu einem höheren Maß an späterem Glück führen. Kinder, denen nach einer Zeit der Anstrengungen etwas gelungen ist, junge Menschen, deren Bemühungen mit einem Abschluss oder Diplom belohnt wurden, und alle, die den bequemen Körper zum Sport zwingen konnten, kennen den Lustfaktor erlebter Selbststeuerung, deren wichtigste Voraussetzung die Selbstkontrolle ist.

Doch es geht – von einigen Ausnahmen abgesehen – nicht darum, etwas Spektakuläres zu erreichen oder eine besondere Leistung vorweisen zu können, sondern darum, im ganz normalen Alltag das Glück eines selbst gesteuerten Lebens zu erfahren. Dies ist allerdings nicht einfach, denn wir leben in einer sozusagen süchtigen Gesellschaft, deren allgegenwärtigen Angeboten zu mehr Bequemlichkeit, fortwährendem Konsum und ständiger – vor allem medialer – Ablenkung wir uns nur mit Mühe entziehen können. Ich möchte in diesem und dem nachfolgenden Kapitel deutlich machen, welche Kräfte wirksam sind, um uns im Mainstream zu halten und uns daran zu hindern, ein autonomes Leben zu führen.

Zu den Mythen, die sich um das Thema Selbstkontrolle gebildet haben, gehört die Vorstellung, sie sei ein Feind des guten Lebens. Warum nur zeigen dann aber zahlreiche Studien starke positive Auswirkungen intakter Selbstkontrolle auf die Qualität der sozialen Beziehungen eines Menschen, auf den beruflichen Erfolg, auf die Gesundheit und auf die Lebenserwartung? Als Antwort darauf wird man vermutlich zu hören bekommen, dass die Tugendbolde der guten Selbstkontrolle zwar erfolgreicher und gesünder sein mögen, im normalen Alltag aber unzufriedener und griesgrämig und ihnen alltägliches Wohlbefinden und Glücksgefühle fremd seien. Doch auch diese These wurde auf den wissenschaftlichen Prüfstand gestellt und für falsch befunden. Ein objektiver Vergleich des Glückserlebens von Menschen, die über eine gut funktionierende Selbstkontrolle verfügen, mit Personen, die hier Schwächen aufweisen, zeigte ein für manche vielleicht überraschendes, aber klares Ergebnis. Wer über Selbstkontrolle verfügt, erlebt nicht nur ein höheres Maß von Zufriedenheit mit seinem Leben als Ganzes, sondern hat auch im Alltag ein Mehr an guten Gefühlen[104]. Was sind die Gründe für diesen Befund? Was im Alltag besonders stresst und schlechte Gefühle macht, sind fortwährende Konflikte zwischen dem Nachgeben und dem Widerstehen gegenüber einer Versuchung. Personen mit starker Selbstkontrolle leben so, dass sie mit solchen inneren Konflikten von vornherein deutlich weniger konfrontiert sind als andere. Das erspart diesen Menschen nicht nur eine Menge schlechter Stimmungen, sondern vermittelt ihnen außerdem ein gutes Gefühl der Übereinstimmung mit sich selbst[105].

Zentrale Aspekte des Lustfaktors, der sich aus Selbstkontrolle und Selbststeuerung ergeben kann, sind die Vorwärtsentwicklung der eigenen Person, die Erschließung neuer Möglichkeitsräume und das Entstehen von Zukunft und Lebenssinn. Wie schon erwähnt, verdankt der Mensch die Fähigkeit zur Selbstkontrolle, neurobiologisch betrachtet, seinem Präfrontalen Cortex (PFC). Die durch ihn begründeten Fähigkeiten sind das Markenzeichen der Spezies Mensch. Ohne ihn hätte es vor einigen Zehntausenden von Jahren nicht den Beginn eines Kulturprozesses, vor 12 000 Jahren keine Sesshaftigkeit und seither keinen Zivilisationsprozess gegeben[106]. Der Präfrontale Cortex befähigt den Menschen, über den Tag hinaus zu denken und sich längerfristige Ziele zu setzen. Seine Nervenzell-Netzwerke stehen, wie bereits dargelegt, in Wechselwirkung mit den Strukturen des neurobiologischen Trieb- oder Basissystems. Das Anliegen des Basissystems besteht darin, den eigenen Körper hier und jetzt in einen gesättigten, bequemen und beruhigten Zustand zu bringen. Auch dieses Anliegen ist legitim und sollte nicht abgewertet werden. Eine zumindest hinreichende Befriedigung der Bedürfnisse des Basissystems ist eine wichtige Voraussetzung für die

Erhaltung unserer Gesundheit. Daraus, dass das Basissystem permanent mit problematischen Angeboten überfüttert und auf diese Weise abhängig und süchtig gemacht wird, können sich aber Gesundheitsrisiken ergeben. Angebote, die das Basissystem süchtig machen, haben fatalerweise zugleich die Eigenschaft, den Präfrontalen Cortex einzuschläfern.

Verlust der gesunden Balance

Jede Störung der Balance zwischen den kurzfristigen Bedürfnissen, die im Trieb- oder Basissystem verankert sind, und den längerfristigen Interessen, die wir mithilfe des Präfrontalen Cortex verfolgen, kann die Gesundheit und das Glück des Menschen beeinträchtigen. Aufgabe der Selbststeuerung ist es daher, auf eine gute Balance zwischen auf längerfristige Entwicklungsziele gerichteten Zukunftswünschen und Ansprüchen, die auf die Befriedigung aktueller Bedürfnisse zielen, zu achten. Nicht alle weitreichenden Vorstellungen, die Menschen mithilfe des Präfrontalen Cortex produzieren, sind wirklich gut. Die Begeisterung für die beinahe grenzenlos erscheinende Fähigkeit unserer Spezies, sich große Ziele zu setzen, hat in der Geschichte der Menschheit immer wieder zu gefährlichen Verlusten der Bodenhaftung geführt. Zu oft haben megalomane Diktatoren eine Blutspur in der Menschheitsgeschichte hinterlassen. Gnadenlos top-down durchgesetzte imperiale, idealistische, ideologische oder technische Ziele mussten regelmäßig mit schweren Verletzungen der Grundbedürfnisse, der Humanität oder mit dem Tod von Menschen bezahlt werden.

Die sozusagen dunkle Seite des Präfrontalen Cortex ist seine Tendenz, weit über den Tag hinausreichende Vorhaben oder Vorgehensweisen zu entwerfen, welche die Menschlichkeit außer Acht lassen. Selbstüberforderungen durch überzogene Zielvorstellungen lassen sich nicht nur auf der historischen Makroebene, sondern auch in vielen individuellen Biografien erkennen und sind ein häufiger Grund für gesundheitliche Einbrüche, auch dafür, dass Menschen ärztlicher oder psychotherapeutischer Hilfe bedürfen. Überhöhte Ansprüche und Anforderungen an die eigene Leistungs- oder Anpassungsfähigkeit begünstigen die Entwicklung von Depressionen, Angst- und Zwangsstörungen oder können psychosomatische Krankheiten zur Folge haben. Aufgabe der Medizin und Psychotherapie ist es in diesen Fällen, zusammen mit dem Patienten dessen aus dem Lot geratene Selbststeuerung wieder zurück in eine Balance zu bringen, was in diesem Falle heißt, überstrenge, gegen sich selbst gerichtete innere Ansprüche – sie verdanken ihre Herkunft oft einer entsprechend rigorosen oder lieblosen Erziehung – zu erkennen und zu mildern.

Antreiber zu Leistung und Anpassung, welche die für unsere Gesundheit erforderliche Balance zwischen spontanen und zukünftigen Bedürfnissen gefährden, haben ihren Ursprung nicht nur in uns selbst, sondern sind auch im gesellschaftlichen Raum reichlich vorhanden. Im Gegensatz zu einer Epoche, die ungefähr bis in die 1980er-Jahre hineinreichte, lassen sie sich inzwischen aber nicht mehr so klar identifizieren. Die Antreiber früherer Zeiten waren meistens personifiziert. Sie begegneten uns zunächst in Gestalt der eigenen Eltern und hier häufiger in Gestalt des Vaters als der Mutter, dann als Lehrkräfte, als Lehrherren oder Professoren, schließlich als berufliche Vorgesetzte, auch hier wiederum häufiger in Gestalt von Chefs als von Chefinnen, und schlussendlich als politische Führungsfiguren. Doch diese »gute alte Zeit«, zu der man genau wusste, wer »die Bösen« waren, ist vorbei – auch wenn die Spezies der Patriarchen noch nicht ganz ausgestorben ist. Die Antreiber haben sich in diffuse, schwer identifizierbare, im System versteckte Kräfte verwandelt[107]. Versteckt sind sie vor allem in der Arbeitswelt, wo wir seit Jahren eine Verdichtung der Arbeit, eine massive Zunahme von Leistungs- und Zeitdruck sowie zunehmende Arbeitsplatzunsicherheit verzeichnen. In Deutschland erleben 52 Prozent der Männer und 43 Prozent der Frauen die Arbeit als Hauptstressfaktor[108]. 40 Prozent der Deutschen fühlen sich »abgearbeitet«, mehr als ein Drittel »kann nicht abschalten« oder fühlt sich »ausgebrannt«[109]. Jeder Vierte hat am Arbeitsplatz wegen Unzufriedenheit bereits »innerlich gekündigt«[110]. Eine gesellschaftlich vorgegebene Situation wie diese beeinträchtigt sowohl die vom Trieb- oder Basissystem entwickelten menschlichen Grundbedürfnisse als auch die durch den Präfrontalen Cortex vertretenen Zukunfts- und Entwicklungsbedürfnisse. Sie bedeutet für die individuelle Selbststeuerung eine Herausforderung, die man nur durch Solidarisierung mit anderen angehen kann. Eine der Aufgaben, die der individuellen Selbststeuerung hier gestellt bleiben, besteht also darin, angesichts des in der Arbeitswelt herrschenden Drucks der Tendenz einer zunehmenden Entsolidarisierung nicht nachzugeben.

Auf dem Weg zur süchtigen Gesellschaft?

Immer mehr Menschen versuchen, dem diffusen, allgegenwärtigen Stress unserer westlichen Gesellschaften dadurch zu begegnen, dass sie das nach Entspannung und Stressreduktion strebende Trieb- oder Basissystem mit abhängig und krank machenden Angeboten abfüttern[111]. Jeder Mensch sehnt sich – völlig zu Recht – nach einem Mindestmaß an guten Gefühlen. Diese verdanken wir den Botenstoffen des zum Basissystem gehörenden Belohnungssystems. Botenstoffe, die gute Gefühle erzeugen, schüttet das Belohnungssystem allerdings nur dann aus, wenn biologisch verankerte Grundbedürfnisse des Menschen ausreichend befriedigt werden: Nahrungsaufnahme, Bewegung, soziale Verbundenheit und körperliche Zärtlichkeit inklusive Sexualität. Offenbar finden, von der Nahrungsaufnahme abgesehen, viele Menschen für sich heute aber keine geeigneten Wege, soziale und emotionale Grundbedürfnisse hinreichend zu befriedigen. Eine zunehmend verbreitete Lösungsstrategie besteht darin, diese Befriedigungslücke mit verstärkter Nahrungsaufnahme, mit Medienprodukten, welche die fehlende soziale Verbundenheit ersetzen sollen, oder mit Sucht erzeugenden Ersatzstoffen zu schließen, die im Belohnungssystem die Ausschüttung von Botenstoffen steigern können, also mit Süßigkeiten, Alkohol und Nikotin. Diese Ersatzabfütterung von Grundbedürfnissen, vornehmlich von emotionalen Bedürfnissen mit ungesunden Ersatzangeboten, führt nicht zu einer nachhaltigen, insbesondere auch zu keiner seelischen Sättigung. Dadurch gerät das neurobiologische Basissystem in einen Suchtkreislauf: Die Häufigkeit und Dosis der Ersatzangebote muss mangels einer wirklichen Befriedigung kompensatorisch erhöht werden. Die Folgen dieser zunächst schleichenden, im Ergebnis aber massiven Veränderungen des Lebensstils sind Übergewicht, Herz-Kreislauferkrankungen und eine drastische Erhöhung des Krebsrisikos.

Fatalerweise lassen die Mittel der Ersatzabfütterung, also erhöhte Nahrungsaufnahme, verstärkte Mediennutzung und der Konsum von potenziell Sucht erzeugenden Genussmitteln, nicht nur die Bedürfnisse des Basissystems unbefriedigt. Sie schwächen auch den Präfrontalen Cortex, indem sie diesen einschläfern und damit die Selbstkontrolle schwächen oder außer Kraft setzen. Menschen in einer solchen Situation befinden sich in einem Teufelskreis. Typische Folgen des ungesunden Lebensstils und der mit ihm verbundenen schleichenden Schwächung der Selbstkontrolle sind die Erhöhung des Körpergewichts, Einbußen der körperlichen Fitness, eine Verminderung wirklich tragfähiger sozialer Kontakte und eine Beschädigung des Selbst- und Selbstwertgefühls. Dies wiederum vergrößert die Sehnsucht nach – ohnehin fehlenden – guten Gefühlen und vertieft die vom Basissystem ausgehende Bedürfnislücke, was den Suchtdruck erhöht und die Betroffenen zu einem weiter verstärkten Konsum der genannten Ersatzangebote verführt. – Doch wird hier nicht zu schwarz gemalt? Wir haben versucht herauszufinden, wie viele Menschen dieses Problem wirklich betrifft.

Die Fähigkeit zur Selbstkontrolle in Deutschland

Meine Freiburger Arbeitsgruppe hat kürzlich in einer eigenen repräsentativen Untersuchung 2 500 Personen zwischen 14 und 95 Jahren deutschlandweit nach verschiedenen Aspekten ihrer Selbstkontrolle befragen lassen. Die Frage, ob »man sich bemühen solle, sich bei der Lebensführung an bestimmte eigene Grundsätze zu halten«, wurde nur von 54 Prozent bejaht. Der Anteil derer, die diese Meinung teilen, liegt bei den 40-Jährigen deutlich unter, bei den über 60-Jährigen deutlich über diesem Prozentsatz. Wer eine höhere Schulbildung genossen hat, hält die Orientierung an eigene Grundsätze merkwürdigerweise für weniger wichtig als weniger Privilegierte. Der Eindruck, dass unsere Eliten beim Thema Selbstkontrolle eher ein schlechtes als ein gutes Vorbild sind, ist nicht neu, aber doch beschämend. Frauen fühlen sich eigenen Grundsätzen zu einem höheren Anteil verpflichtet als Männer. Die Grundüberzeugung, dass man sich bemühen solle, sich bei der Lebensführung an bestimmte eigene Grundsätze zu halten, scheint die tatsächliche Fähigkeit einer Person, »kurzfristigen Verlockungen zu widerstehen und längerfristigen Vorsätzen treu zu bleiben«, deutlich zu stärken. Der Anteil derer, die ihren Vorsätzen auch angesichts einer Verlockung treu bleiben, liegt bei denen, welche die Grundüberzeugung teilen, um 50 Prozent höher als in der Vergleichsgruppe.

Uns interessierte außerdem, was Menschen davon abhält, »im Alltag das zu tun, was sie für sich selbst eigentlich für richtig halten«. Fast zwei Drittel sagen, es sei das Fernsehen, das ihnen bei dem Versuch, das aus eigener Sicht Richtige zu tun, in die Quere komme. Deutlich mehr als die Hälfte werden sich selbst dadurch untreu, dass sie Süßigkeiten zu sich nehmen oder etwas zwischendurch essen, ohne wirklich Hunger zu haben. Ebenfalls deutlich mehr als die Hälfte fühlen sich von der Befolgung eigener Grundsätze abgehalten, weil sie den Wunsch haben, »etwas zu tun, was andere Menschen gerade von mir erwarten«. Hier zeigt sich der von vielen Menschen empfundene hohe soziale Anpassungsdruck. Weitere häufige Gründe, eigenen Grundsätzen untreu zu werden, sind – bei etwas weniger als der Hälfte aller Befragten – der ständige Blick aufs Handy oder die Benutzung desselben, schließlich bei jeweils etwa einem Drittel der Gang ins Internet, das Verlangen nach Alkohol oder nach einer Zigarette. Während die Prozentsätze derer, für die das Handy oder das Internet zu einem Suchtmittel zu werden droht, bei den Jüngeren deutlich über dem Durchschnitt liegen, sind die Älteren überproportional unter denen vertreten, die dem Fernsehen nicht widerstehen können. Frauen lassen sich von ihren Grundsätzen eher durch Süßigkeiten, durch den Wunsch etwas außer der Reihe zu essen oder durch die Erwartungen anderer Menschen abbringen, Männer dagegen eher durch Alkohol und das Rauchen. Zehn Prozent der Befragten haben quasi kapituliert und gestehen, grundsätzlich »wenig« oder »gar nicht« in der Lage zu sein, ihren eigenen Grundsätzen im Alltag irgendwie treu zu bleiben.

Die Ergebnisse unserer Untersuchung machen deutlich, dass sich die Mehrheit der Deutschen im Ringen um Selbstkontrolle mit Versuchungen auseinandersetzt, welche der körperlichen und psychischen Gesundheit abträglich sind. Fast alle der von den Befragten genannten Gründe, derentwegen sie eigenen Grundsätzen untreu werden, sind Auswirkung und zugleich Ursache und damit Teil eines Teufelskreises: Durch den Wunsch nach Bequemlichkeit, Ablenkung oder Konsum begründete Laster sind nicht nur eine Folge geschwächter Selbststeuerung, sondern bilden ihrerseits auch eine Ursache ihrer weiteren Schwächung. Am deutlichsten zeigt sich dies beim Genussmittel Alkohol. Das Über-Ich ist bekanntlich in Alkohol löslich. Wenn unsere Selbstkontrolle – zum Beispiel durch Stress oder Müdigkeit – geschwächt ist, konsumieren wir ihn in deutlich größeren Mengen als sonst. Seine Wirkung auf das Gehirn besteht wiederum vor allem darin, dass er die Selbstkontrolle noch weiter schwächt, weil er den Präfrontalen Cortex matt setzt. Aus diesen Teufelskreisen müssen wir ausbrechen.

Der Alkohol ist nicht nur ein Narkosemittel, welches die Selbstkontrolle schlafen legt. Er sabotiert auch die Selbstfürsorge, denn er ist, was gerne verdrängt wird, ein Krebsrisikofaktor ersten Ranges. Hinzu kommt, dass er in der Leber eine chronische Entzündung verursacht und den Herzmuskel schädigt. Für das Rauchen gilt, was das Krebsrisiko und die Auswirkungen auf Herz und Gehirn betrifft, das Gleiche. Die Kriterien einer Alkoholsucht erfüllen in Deutschland 1,8 Millionen Menschen, zehn Millionen konsumieren regelmäßig mehr, als ihrer Gesundheit zuträglich ist, allen voran die Männer[112]. Knapp die Hälfte jüngerer erwachsener Männer und ein Viertel der älteren Männer pflegen bei alkoholischen Getränken einen regelmäßig stattfindenden »Rauschkonsum«. Regelmäßig größere Mengen Alkohol – ohne dabei die Rauschgrenze zu reißen – trinken mehr als die Hälfte der jüngeren erwachsenen Männer und deutlich mehr als ein Drittel der Männer im mittleren und höheren Erwachsenenalter, Mediziner sprechen hier von einem sogenannten Risikokonsum[113]. Die Prozentsätze des weiblichen Geschlechts liegen, was den Alkohol betrifft, jeweils bei etwa der Hälfte der Prozentsätze der Männer, wobei 21 Prozent Rauschkonsum bei jungen Frauen allerdings auch ein beachtlicher Wert ist[114]. Ein Drittel der Männer im jüngeren und mittleren Erwachsenenalter raucht, jenseits des 45. Lebensjahres liegt der Anteil immer noch bei über einem Viertel. Bei den Frauen liegen die Prozentsätze nur geringfügig niedriger. Gelegenheitsraucher sind bei beiden Geschlechtern hier nicht mitgezählt[115].

Ein weiterer Saboteur der menschlichen Selbstkontrolle ist der ungesteuerte Konsum von Nahrungsmitteln oder Naschartikeln. Das Übergewicht, das sich viele damit einhandeln, ist ein signifikanter Risikofaktor für Krebs. Es erhöht zudem das Bluthochdruck-, Herzinfarkt- und Schlaganfallrisiko. Eine häufige Spätfolge ungesteuerten Essverhaltens ist die häufigere der beiden Formen der Zuckerkrankheit, der sogenannte Diabetes Typ 2 (der seltener auftretende Diabetes Typ 1 hat seine Ursache nicht in falscher Ernährung, sondern ist eine Autoimmunerkrankung). Beide Diabetesvarianten können nicht nur zu chronischen Nervenschmerzen – sogenannten Neuropathien – führen, sondern schädigen auch die Nieren, die Augen und das Gehirn. Mehr als acht Millionen Deutsche sind zuckerkrank, bei den über 70-Jährigen ist es jeder Dritte. Die Entwicklung hin zu immer mehr übergewichtigen Menschen scheint einem weltweiten Trend zu entsprechen[116]. Übergewichtig sind in Deutschland über zwei Drittel der Männer und deutlich mehr als die Hälfte der Frauen. Schwer übergewichtig oder adipös sind bei beiden Geschlechtern knapp ein Viertel aller Erwachsenen[117]. Wie bereits erwähnt sind 15 Prozent der deutschen Kinder und Jugendlichen zwischen 3 und 17 Jahren – das entspricht 1,9 Millionen – übergewichtig. Von diesen sind 800 000, entsprechend einem Anteil von 6 Prozent in dieser Altersklasse, adipös. Gegenüber der Zeit vor etwa 15 Jahren hat sich der Anteil der übergewichtigen Kinder in Deutschland verdoppelt. Kinder mit Übergewicht haben nicht nur schlechte Karten, was ihre Gesundheit betrifft, auch ihr Selbstwertgefühl ist belastet, und im Durchschnitt schreiben sie auch die schlechteren Noten[118]. Was diese Kinder mit sich herumtragen, ist nicht nur die Folge der ihnen – aufgrund fehlender Fürsorge und Erziehung – nicht gelehrten Selbstkontrolle. Es wird, dem Schema des Teufelskreises folgend, zugleich die Ursache für eine künftige, in vielen Fällen lebenslange Schwäche sein, sich selbst zu steuern.

Selbstkontrolle beim Gebrauch moderner Medien

Computer, Internet und Smartphones sind eine fantastische Bereicherung unseres Lebens. Aufgrund ihrer suchtartigen Anziehungskraft, die sie auf viele Menschen ausüben, gehen von den modernen Medien inzwischen aber auch ernst zunehmende Gefahren aus. Ungesteuerter Medienkonsum, Bewegungsmangel und der Konsum ungesunder Nahrungsmittel und Getränke sind miteinander eng verschränkt. Mehr als 70 Prozent der erwachsenen Berufstätigen in Deutschland im Alter zwischen 25 und 40 Jahren treiben so gut wie keinen Sport[119]. Wer viel vor Bildschirmen sitzt, bewegt sich weniger und kann auch der Versuchung, zu viel meist kalorienreiches und ungesundes Zeug zu futtern oder zu trinken, oft nicht widerstehen. Immer mehr Menschen unterliegen der magischen Anziehungskraft eines tranceartigen mentalen Dauerdämmerzustandes vor dem Bildschirm. Menschen, deren Selbstkontrolle sich gegenüber einem Bildschirm nicht behaupten kann, schaden nicht nur ihrer Gesundheit, sondern verkürzen ihre Lebenszeit. US-amerikanische Kardiologen beobachteten bei Grundschülern, die täglich mindestens zwei Stunden fernsehend oder mit einem Videospiel am Bildschirm verbringen, ein um das 2,5-fache erhöhtes Bluthochdrück-Risiko[120]. Eine andere, qualitativ ebenfalls hochwertige Studie, die mehr als 13 000 Personen über acht Jahre hinweg beobachtete, fand innerhalb dieses Zeitraums bei Menschen mit zwei Stunden täglichem TV-Konsum eine 1,4-fach erhöhte, bei Menschen mit drei Stunden täglichem TV-Konsum gar eine zweifach erhöhte Sterblichkeit innerhalb des achtjährigen Beobachtungszeitraums[121].

Bildschirme sind ein Teil unseres Lebens. Die Angebote des Internets, die Möglichkeiten des Smartphones und das gute alte Fernsehen sind per se weder gut noch schlecht. Ob sie unser Leben aber tatsächlich bereichern oder in Gefahr bringen, hängt einzig und allein von der Fähigkeit des Einzelnen ab, sie in einer gesteuerten Weise zu benutzen. Worauf es ankommt, ist – einmal mehr – die Fähigkeit zur Selbstkontrolle, denn ganz offensichtlich hat eine Reihe von Angeboten, die wir über Bildschirme beziehen, ein Suchtpotenzial. Immerhin etwa 560 000 deutsche Erwachsene[122] sind definitiv internetsüchtig und kommen vom Bildschirm nicht mehr los. Die Betroffenen sind mehr als 35 Stunden wöchentlich, an einzelnen Tagen bis zu 12 Stunden ohne Ziel und Zweck im Internet zugange. Fünf Mal mehr Erwachsene bewegen sich im suchtgefährdeten Bereich[123]. Woher kommt die Gefahr, auch nach Erledigung eines konkreten Vorhabens am Bildschirm hängen zu bleiben, eine Gefahr, die jeder kennt, der das Internet benutzt? Es ist der – teils bewusste, meistens aber eher unbewusste – Wunsch nach einer Art von Erlösung von der Realität.

Wir suchen in den virtuellen Räumen des Internets vor allem zwei Dinge, die uns der Alltag, wie wir meinen, nicht hinreichend bietet, nämlich zum einen ein Kontinuum von Unterhaltung und Abwechslung, zum anderen soziale Verbundenheit und das Erleben eines ständigen Interesses anderer an unserer Person[124]. So weit wir das Internet zu diesem Zwecke benutzen, wird es uns gehen wie jedem Suchtkranken: Wir werden das gesuchte Glück – die Erlösung von der Realität – nie finden und suchen die Lösung dann in einer Erhöhung der Dosis. Dass viele Menschen im Internet eine Art Erlösung suchen, zeigen Studien über Benutzer des sozialen Netzwerks Facebook. Nutzer erwarten, wenn sie sich in das soziale Netzwerk einloggen, eine Verbesserung ihrer Stimmung. Tatsächlich fühlen sie sich nach dem Besuch des sozialen Netzwerks aber emotional signifikant schlechter als vorher[125]. Auch bei Smartphones, die täglich durchschnittlich 150 Mal den Blick ihrer Besitzer auf sich ziehen, wurde eine inverse Korrelation der Nutzung mit der Lebenszufriedenheit ihrer Benutzer beobachtet[126]. Menschen mit intakter Selbststeuerung benutzen Internet, Smartphones und das Fernsehen für konkrete, definierte Vorhaben und Zwecke. Sie machen sich die Potenziale des Präfrontalen Cortex zunutze und treffen eine gezielte Auswahl. Süchtige dagegen suchen im Bildschirm ein nicht näher definiertes Glück.

Dass wir Angebote mit Suchtpotenzial Kindern und Jugendlichen nicht unkontrolliert zur Verfügung stellen, erscheint uns im Falle des Alkohols und des Nikotins selbstverständlich, auch wenn sich die Einhaltung der dafür aufgestellten

Regeln bereits hier als problematisch erweist. Weitaus schwieriger ist die Situation beim Gebrauch modernen Medien, spätestens seit diese – sinnvollerweise – Eingang in die von Kindern und Jugendlichen besuchten Bildungseinrichtungen gefunden haben. Umso größer ist die Herausforderung, jungen Leuten zu helfen, die fantastischen medialen Möglichkeiten und Angebote in einer von ihnen selbst gesteuerten Art und Weise zu nutzen. Dies gelingt uns offensichtlich noch viel zu wenig. Noch einmal: Nach harten Kriterien internetsüchtig sind 4 Prozent der 14- bis 16-Jährigen[127]. In der Altersstufe zwischen 14 und 24 Jahren beläuft sich die Zahl der Internet- oder Computerspielabhängigen auf 250 000, 1.4 Millionen zeigen einen sogenannten problematischen Gebrauch[128]. Mehr als 4,5 Stunden täglich am Bildschirm spielen 16 Prozent der 15-Jährigen[129]. Objektiv zu beobachtende Folgen bei den Betroffenen sind eine Verminderung der Selbstkontrolle, eine Erhöhung weiterer Suchtrisiken, Schlafmangel und signifikant schlechtere Schulnoten[130].

Die Abhängigkeitsrisiken der modernen Medien addieren sich zu den wohlbekannten und schon seit Langem existierenden Suchtrisiken hinzu: 12 Prozent der 11- bis 17-Jährigen rauchen, 54 Prozent haben Erfahrungen mit Alkohol, 16 Prozent betreiben einen riskanten Alkoholkonsum, über 20 Prozent in dieser Altersgruppe betreiben keinerlei Sport[131]. Die Zahlen zeigen, dass wir der Aufgabe, unseren Kindern und Jugendlichen gute Vorbilder zu sein und sie zur Selbststeuerung anzuleiten, nicht gerecht werden. Dass wir häufiger zu dem stehen sollten, was wir richtig finden, und dies vor allem auch verständlich erklären sollten, habe ich bereits betont. Es kann in der Pädagogik jedoch nicht – jedenfalls nicht nur – darum gehen, etwas zu verweigern oder Verbote zu erteilen.

Es muss darum gehen, jungen Leuten mehr Möglichkeit zu bieten, das Glück anstatt ausschließlich in den virtuellen Räumen der medialen Welten vor allem in der realen Welt zu finden, beim Sport, in der Musik, in der Literatur, beim Lernen, bei der Freude an Kunst und Handwerk und der Erforschung der Welt.

Die Bedeutung des Glaubens an Zukunft

Es war meine Absicht, die Schwierigkeiten aufzuzeigen, die sich dem Bemühen um ein selbst gesteuertes Leben in einer gestressten und – zumindest in Teilen – süchtigen Gesellschaft entgegenstellen. Ein Katalog von Maßregeln, wie man sich angesichts dieser Herausforderungen zu verhalten habe, würde dem Ansatz der Selbststeuerung zuwiderlaufen. Hinzu kommt, dass alle von mir thematisierten Probleme nicht nur persönlicher, sondern auch gesellschaftlicher Natur sind und daher nicht nur individuell, sondern auch politisch angegangen werden müssen. Wenn ich in diesem Buch den Nahbereich des persönlichen Erfahrungshorizonts in den Vordergrund rücke, heißt dies nicht, dass gesellschaftliche Probleme individualisiert werden sollen, im Gegenteil. Eine intakte individuelle Selbststeuerung ist vielmehr eine unabdingbare Voraussetzung für politisches Handeln. Zwei aus individueller Sicht wichtige Aspekte scheinen mir beim Nachdenken über Wege zu mehr Selbststeuerung von besonderer Bedeutung zu sein. Sie betreffen zum einen die Dimension der Zukunft, zum anderen die grundsätzliche Notwendigkeit, Stress zu reduzieren.

Die Potenziale der Selbststeuerung – planendes Handeln, Kreativität und Selbstwachstum – lassen sich nicht nur als Fähigkeiten, sondern auch als Bedürfnisse beschreiben. Ein überaus wichtiger, aber leicht zu übersehender, dem Präfrontalen Cortex zu verdankender Aspekt der Conditio humana ist die von ihm geschaffene Fähigkeit des Menschen, sich die Dimension der Zukunft zu erschließen und sie zu reflektieren. Keine andere Spezies ist dazu in einem derartigen Ausmaß wie der Mensch in der Lage. Die Fähigkeit, über Künftiges bewusst nachzudenken, also Bevorstehendes zu antizipieren, schließt sowohl die Hoffnung als auch die Erwartung künftigen Unheils – und die Möglichkeit, entsprechende Vorsorge zu treffen – mit ein. Die Fähigkeit zur Antizipation ist jedoch weit mehr als eine elegante kognitive Kapazität. In unserem Sozialleben haben mentale Antizipationen – ohne dass dafür magische Kräfte als Erklärung herangezogen werden müssten – einen tatsächlichen Einfluss auf das, was kommen wird. Dies liegt daran, dass Pläne, die wir für eine zukünftige Entwicklung entwerfen, in gesellschaftlichen beziehungsweise sozialen Situationen manchmal wie Attraktoren wirken und dem künftigen Geschehen sozusagen den Boden bereiten. Darüber hinaus können Antizipationen aber eine unmittelbare Wirkung auf die Psyche und den Körper des Einzelnen haben. Sie können über vom Präfrontalen Cortex ausgehende Wirkungen die biologischen Systeme des Körpers aufladen oder schwächen, je nachdem, ob die Erwartungen mit Zutrauen und Hoffnung oder mit Angst und Hoffnungslosigkeit verbunden sind.

Unsere Spezies hat nicht nur die Kompetenz, über ihre Zukunft nachzudenken. Menschen haben ein Zukunfts*bedürfnis*. Wo dieses Bedürfnis nicht genährt, sondern missachtet oder zerstört wird, kommt es zu einem Erlahmen, manchmal auch zu einem Zusammenbruch der psychischen und biologischen Vitalität. Deutlich sichtbar wird dies an Kindern und Jugendlichen, denen keine Entwicklungsperspektive und damit keine Zukunft aufgezeigt wird. Die Dimension der Zukunft – dies lässt sich am Beispiel junger Menschen besonders deutlich zeigen – entsteht nicht von alleine, sie entsprießt nicht anlasslos dem Präfrontalen Cortex. Das Wissen um eine persönliche Zukunft samt der daraus erwachsenden psychischen und körperlichen Energie ergibt sich für einen Menschen einzig und alleine aus den Ansagen, die ihm durch andere gemacht werden. Diese Ansagen erreichen über die von mir bereits an früherer Stelle erwähnte, an der Basis des Präfrontalen Cortex sitzende neurobiologische Koppelung von Ich und Du die biologischen Strukturen des Körpers[132]. Das menschliche Gehirn macht aus sozialen Erfahrungen also Biologie. Mit einem Kind mit Freundlichkeit, Zutrauen und Hoffnung über dessen Zukunft zu sprechen, ist daher alles andere als heiße Luft. Leider tun das Eltern, Pädagogen oder Mentoren viel zu selten oder gar nicht – eine sträfliche Unterlassung. Wenn Kinder oder Jugendliche bereit sind, sich in der Schule oder im Rahmen ihrer Ausbildung Anstrengungen zu unterziehen, dann um der ihnen aufgezeigten Zukunftsperspektive willen. Viele junge Menschen bekommen a priori keine persönliche Zukunft aufgezeigt, anderen wird die Perspektive dadurch zerstört, dass sie trotz der gezeigten Anstrengungen keine positiven Rückmeldungen erhalten. Auf die Frustration ihrer Zukunftsbedürfnisse reagieren Kinder und Jugendliche mit Aggression, Depression oder Suchttendenzen.

Ein Zukunftsbedürfnis haben nicht nur junge Menschen, sondern auch Erwachsene. Wir alle brauchen, um vital und gesund zu bleiben, eine Entwicklungsperspektive. Wir bedürfen ihrer im Berufsleben, in unseren persönlichen Beziehungen, aber auch beim Übergang in den Ruhestand beziehungsweise ins Alter. Die meisten derjenigen, die gute Selbststeuerung für ein aussichtsloses Unterfangen halten oder sie gar nicht mehr in Erwägung ziehen, haben den Glauben an eine Zukunft – und damit auch den Glauben an sich selbst – verloren. In vielen Fällen sind es Erfahrungen von fortgesetzter Entmutigung, die einem Menschen schließlich den Glauben an sich und die Sinnhaftigkeit von Selbststeuerung geraubt haben. Solche negativen Erfahrungen gibt es sowohl am Arbeitsplatz als auch in Partnerschaften. Besonders üble Auswirkungen auf das Vertrauen in eine persönliche Zukunft haben Gewalterfahrungen. Fortgesetzte Entmutigungen können in einem Menschen eine gelernte Hilflosigkeit entstehen lassen, den Glauben an jedwede Zukunftsperspektive zerstören und einen Zustand der Lähmung und Depression hervorrufen. Nicht nur Kinder und Jugendliche, auch Erwachsene brauchen andere Menschen, die ihnen ermutigende Ansagen machen. Wir alle brauchen ermutigende Vorgesetzte und Kollegen am Arbeitsplatz. Wir alle brauchen Partner oder Angehörige, die durch ihre Liebe und ihr Vertrauen das erzeugen, ohne das Menschen nicht leben können: den Glauben an eine Zukunft.

Weniger Stress – mehr Selbststeuerung

Wer einen anstrengenden Tag hat, der an die eigene Konzentration und Aufmerksamkeit ständig hohe Ansprüche stellt, befindet sich in jeder kleinen Pause, erst recht aber am Abend in einem Zustand, den der Sozialpsychologe Roy Baumeister Erschöpfung des Ichs genannt hat[133]. Dabei handelt es sich um eine vorübergehende Erschöpfung der Selbstkontrollkapazität aufgrund einer vorherigen Überbeanspruchung durch Stress. Fast alle, die in unseren westlichen Industriestaaten einer Arbeit nachgehen oder in Ausbildung stehen, leben ein Leben, das ihr Ich und seine Steuerungskraft immer wieder an den Rand der Erschöpfung bringt. Betroffen sind dabei alle Altersstufen, nicht nur die über 40 Millionen Berufstätigen in Deutschland, sondern auch Menschen, die zu Hause für andere sorgen, und schließlich auch jene Millionen von Kindern und Jugendlichen, die sich täglich bemühen, ihren schulischen Aufgaben gerecht zu werden. Ständige Konzentration und Aufmerksamkeit, dazu Hetze und Multitasking bedeuten eine massive Beanspruchung des Präfrontalen Cortex. Die Folge der dadurch erzeugten Erschöpfung des Ichs ist, dass wir, sobald der Druck nachlässt, regredieren, das heißt, den tiefen Wunsch haben, etwas zu tun, das uns keinerlei geistige Aufmerksamkeit oder sonstige Anstrengung abverlangt. Angesichts der Ermattung des Präfrontalen Cortex setzt sich jetzt der verständliche Wunsch durch, das Feld dem neurobiologischen Trieb- oder Basissystem und dessen Vorliebe für schnell wirksame Genuss- oder Suchtmittel zu überlassen. Ist der Präfrontale Cortex abgeschaltet, übernimmt sozusagen das Reptiliengehirn.

Was ein erschöpftes Ich dringend braucht, ist Stressreduktion. Leider tun Menschen bekanntlich oft gerade dann, wenn höchste Not herrscht, nicht immer das, was wirklich hilft. Eine typische Reaktion in einer Situation der Erschöpfung des Ichs ist der Wunsch nach etwas Essbaren zwischendurch, die Suche nach einer Zigarette oder der Griff nach einem alkoholischen Getränk[134]. Viele versuchen, oft in Kombination mit einer der bereits genannten Reaktionen, vor einem Bildschirm abzuschalten. Bei anderen meldet sich der Wunsch, irgendetwas einzukaufen, ohne dass man wirklich etwas bräuchte – ebenfalls eine vom Reptiliengehirn aus gesteuerte Reaktion. Die entscheidende Frage ist, ob uns die genannten Versuche, dem Stress zu entkommen, am Ende wirklich aus der Erschöpfung herausführen. Die Antwort ist Nein. Die Volksweisheit, wonach Stress dick machen kann, beruht auf der Tendenz vieler Menschen – Kinder eingeschlossen –, sich in gestresstem Zustand zum Zwecke der Beruhigung ständig etwas in den Mund zu schieben, vorzugsweise zucker- und fettreiche, minderwertige Nahrungsmittel[135]. Nikotin, Alkohol und kleine Snacks erzeugen zwar einen kurzfristigen Zustand vermehrter Energie, dem dann aber rasch ein Tief nachfolgt – was bedeutet, dass der Konsum alsbald wiederholt werden muss. Dass auch der Bildschirm kein Mittel gegen die Erschöpfung des Ichs ist, haben alle, die abends hier Erlösung suchen, insgeheim schon immer gewusst und ist nun auch wissenschaftlich bestätigt. Das Abhängen vor dem Bildschirm führt sogar zu einer Verstärkung der Ich-Erschöpfung[136].

Im Zustand der Ich-Erschöpfung tatsächlich helfen kann eine – auch nur kurze – Zeit der reinen Ruhe, eine Dosis Bewegung oder stressfreier Sport. Wir sollten daher der Versuchung widerstehen, in Momenten der Erschöpfung zu – im Prinzip immer Sucht erzeugenden – Genussmitteln zu greifen. Sinnvoll ist es, sich zu überlegen, wie man die kleinen Pausen des Tages individuell gestalten möchte. Manchen Menschen tun einige Minuten des Rückzugs oder ein paar Schritte im Freien gut, andere lieben es, zwischendurch Streck- und

Dehnübungen einzulegen. Gesunde Snacks, zum Beispiel für die Pausen vorbereitete Vollkornprodukte und Rohkost, finden zunehmend Verbreitung. Doch nicht nur für das leibliche, auch für das geistige Wohl lässt sich etwas tun. Immer mehr Menschen spüren, dass sie keine innere Ruhe finden und nicht mehr abschalten können. Die Fähigkeit, den Geist zu fokussieren und zu beruhigen, lässt sich üben. Die bereits erwähnte sogenannte Mindfulness-Based Stress Reduction, zu Deutsch Achtsamkeitsbasierte Stressreduktion, ist eine wissenschaftlich evaluierte und effektive Übungspraxis, die in Gruppen gelehrt wird, sich dann im Alltag aber auch alleine anwenden lässt[137]. Sie ist darauf ausgerichtet, Geist und Körper zu zentrieren und beide in einen Zustand wacher, ruhiger Präsenz zu bringen. Das Verfahren ist derzeit dabei, sich weltweit durchzusetzen[138]. Die Achtsamkeitspraxis ist eine hervorragend geeignete Methode zur Stärkung der Selbstkontrolle.

Gesellschaftliche und politische Voraussetzungen gelingender Selbststeuerung

Die Aufgabe der Bewahrung oder Wiedergewinnung der Selbststeuerung durch Stressreduktion stellt sich nicht erst dann, wenn wir bereits im Zustand der Erschöpfung des Ichs angekommen sind. Gegen den zunehmenden Stress des Alltags sollte man auch präventiv, also schon im Vorfeld, etwas tun. Diese Aufgabe hat eine persönliche, das Privatleben betreffende, eine das Arbeitsleben betreffende und eine politische, unser staatsbürgerliches Engagement betreffende Seite.

Stressprävention im Bereich des persönlichen Umfeldes bedeutet, neben einer gesunden Lebensführung auf gute zwischenmenschliche Beziehungen und gute soziale Verbundenheit zu achten. Soziale Akzeptanz ist ein neurobiologisch verankertes Grundbedürfnis des Menschen[139]. Fehlende oder gestörte zwischenmenschliche Beziehungen erhöhen die Tendenz, die dadurch verursachte Befriedigungslücke mit einem das Trieb- oder Basissystem befriedigenden Ersatzangebot zu schließen. Stressprävention im Arbeitsleben bedeutet, Zeitdruck und Multitasking zu reduzieren. Ein potenziell noch stärkerer Stressor sind allerdings auch hier belastete zwischenmenschliche Beziehungen, ein schlechtes Arbeitsklima und schlechte Führung[140]. Eine sehr wirksame Art, Stress am Arbeitsplatz zu reduzieren, besteht darin, Beziehungsaspekte der eigenen Arbeit zu akzentuieren, also die Möglichkeiten der Beziehungsaufnahme mit Kunden, Kollegen, Mitarbeitern und Vorgesetzten positiv zu gestalten. Meinungsverschiedenheiten im zwischenmenschlichen Bereich sind normal, sollten aber unverzüglich angesprochen und geklärt werden. Konflikte sollten, ob sie nun am Arbeitsplatz oder im privaten Umfeld aufgetreten sind, auf keinen Fall dazu führen, dass wir zwischenmenschliche Beziehungen grundsätzlich herunterfahren und uns persönlich sozusagen abmelden.

Präventive Stressreduktion ist auch eine Aufgabe, die wir politisch, durch staatsbürgerliches Engagement angehen müssen. Eine grundlegende Verbesserung der Verhältnisse, unter denen in der Privatwirtschaft, im öffentlichen Dienst, in unseren Bildungseinrichtungen und Gesundheitsdiensten gearbeitet und gelebt werden muss, lässt sich nur durch solidarisches politisches Handeln erreichen. Abschließend einer Erwähnung bedarf ein wissenschaftlich belegter Stressfaktor, von dem ein starker lähmender Effekt auf Selbstkontrolle und Selbststeuerung ausgeht: finanzielle Sorgen, wirtschaftliche Not und Armut[141]. Auch permanente Sorgen um das eigene Überleben erschöpfen das Ich. Hier begegnet uns wiederum ein Teufelskreis: Einerseits zählt fehlende Selbstkontrolle zu den wichtigsten Risikofaktoren für Armut, andrerseits schwächt die Armut die Fähigkeit, überlegt zu handeln. Dies erklärt, warum manche Menschen in wirtschaftlichen Schwierigkeiten durch wenig rationale Konsumgewohnheiten und Verhaltensweisen auffallen, die ihre prekäre Situation eher verschärfen, als aus ihr herausführen. Dies alles macht deutlich, dass von sozialer Not oder Armut Betroffene beides benötigen, unmittelbare Unterstützung, parallel dazu aber auch Hilfestellungen, die es ihnen ermöglichen, die geschwächten Potenziale der Selbststeuerung zu stärken.

4

Die sublime Unterwanderung des freien Willens

»Wo Es war, soll Ich werden« – Das ewige Projekt der Aufklärung

Nur ein kleiner Teil dessen, was die Wahrnehmung des Menschen erreicht, findet auch Eingang in unser Bewusstsein. Allerdings hindert dies die zahlreichen nicht bewusst registrierten Wahrnehmungen nicht daran, in uns eine Wirkung zu entfalten. Von unserem Bewusstsein nicht registrierte Signale können unser Denken, Fühlen und Handeln beeinflussen, was bedeutet, wir können unterwandert werden. Die Annahme, die Existenz des Unbewussten bedeute per se die Außerkraftsetzung unseres freien Willens, halte ich jedoch, wie bereits dargelegt, für unbegründet, eine Sichtweise die auch von anderen Neurowissenschaftlern geteilt wird[142]. Das Unbewusste ist ein Teil der Person, deren übergeordneten Interessen es zuarbeitet. Es erspart uns, alle kognitiven Verarbeitungsprozesse über die manchmal anstrengende und zeitaufwendige Schiene unseres bewussten Denkens laufen lassen zu müssen. Das Unbewusste ist beeinfluss-, und manipulierbar, allerdings nicht beliebig. Es hat, wie das Bewusstsein auch, Zugang zu großen Teilen unserer Erfahrungen und unseres Wissens. Es verfügt, wie sich an den uns von ihm zugespielten

Einfällen und manchen Träumen zeigt, über eine eigene Art von Intelligenz. Diese zeigt sich zum Beispiel dann, wenn in uns – nachdem wir uns einem träumerischen Moment der Muße überlassen haben – plötzlich ein Gedanke aufsteigt, der die Lösung für ein Problem darstellt, oder wenn uns ein warnender Traum davor bewahrt hat, eine Entscheidung zu treffen, die – wie sich vielleicht im Nachhinein herausstellt – ein fataler Fehler gewesen wäre.

»Wo Es war, soll Ich werden«, dieses Wort Sigmund Freuds beschreibt nicht nur einen Aspekt des psychotherapeutischen Prozesses. Es beschreibt auch den Anspruch der Aufklärung. Das mit ihr verbundene Projekt hat das Ziel, alle uns begegnenden natürlichen Phänomene – die Natur des Menschen eingeschlossen – durch Erkennen und Verstehen rational zugänglich und, so weit möglich, beherrschbar zu machen. Dieser Anspruch gilt auch für die in den letzten Jahren aufgedeckten Möglichkeiten der sublimen Beeinflussung des Menschen. Sie zu erkennen kann sensibilisieren und ein Beitrag zur Immunisierung gegen Manipulierbarkeit sein. Ich werde nachfolgend drei Wege der sublimen Unterwanderung unserer Selbststeuerung ansprechen: Zunächst die sogenannten Priming-Effekte, dann Spiegelungs- und Ansteckungsmechanismen und schließlich Effekte aufgrund von Zuschreibungen (englischsprachige Forscher bezeichnen die von Zuschreibungen ausgehenden Wirkungen als »stereotype threat«).

Die Effekte des »Priming«

Man bedarf keiner psychologischen Spezialkenntnisse, um zu wissen, dass unser Denken, Fühlen und Handeln durch äußere Einflüsse veränderbar ist, wie sich bereits an den Wirkungen erkennen lässt, die das Wetter auf die Laune vieler Menschen ausübt. Macht man diesen Zusammenhang in einer gegebenen Situation einem Menschen allerdings bewusst, löst sich die Wirkung des Wetters auf die Stimmung in der Regel sofort auf. Dieses einfache Beispiel demonstriert ein allgemeines Prinzip, nämlich die bevorzugt unbewusste Wirkungsweise des sogenannten Primings. Der Begriff beschreibt die Tatsache, dass Worte, Bilder oder Szenen beim Menschen zu einer inneren Voraktivierung führen, die seine nachfolgenden Verhaltensweisen in einer bestimmten Weise beeinflussen. Dies lässt sich für die gezielte, unmerkliche Beeinflussung anderer nutzen und damit zu einer Unterwanderung von deren freiem Willen missbrauchen. In Experimenten, die der Sozialpsychologe John Bargh durchführte, ließen sich zahlreiche Varianten von Priming-Effekten darstellen. Junge Testpersonen, denen man längere Serien von Worten aus der Welt der Senioren – wie etwa »Badenweiler«, »grau«, »Bridge«, »schwerhörig«, »Schmerzen«, »geschwächt«, »Kreuzworträtsel«, »behindert« oder »Hautfalten« – vorgelegt hatte, liefen beim anschließenden Gang in ein Nachbargebäude, wo sie einen weiteren Test absolvieren sollten, signifikant langsamer als Vergleichspersonen[143]. Beim dort fälligen Gedächtnistest produzierten sie außerdem – völlig unabsichtlich und unbewusst – deutlich schlechtere Leistungen. Menschen, die man zunächst beiläufig nach ihren Freunden befragt, zeigen in anschließenden Verhaltensexperimenten ein deutlich kooperativeres Verhalten. Menschen, denen ein Platz in einem Chefsessel angeboten wurde, nehmen in dann durchgeführten Experimenten – im Vergleich zu Kontrollpersonen, die auf einem normalen Stuhl sitzen – deutlich weniger Rücksicht auf die Meinung anderer. Falls man Personen, die zuvor mit Wörtern wie »heiß gekocht«, »explosiv« und ähnlichen Ausdrücken geprimed wurden, anschließend provoziert, erntet man eine signifikant stärkere Ärgerreaktion als von anderen, die man vorher mit Wörtern wie »zurückhaltend«, »sanft« oder »höflich« eingestimmt hatte. Alle genannten Effekte lösen sich in Luft auf, wenn man einem Menschen den Zusammenhang bewusst macht und aufklärt. Unwissenheit bedeutet Manipulierbarkeit, ohne Aufklärung kein freier Wille.

Eine Variante des Priming-Effekts sind Wirkungen, die vom menschlichen Körper ausgehende Signale auf das Erleben und Verhalten entfalten – und umgekehrt[144]. Personen, die eine warme Tasse Kaffee in der Hand halten, schätzen andere Menschen als warmherziger und freundlicher ein. Wer sich dagegen an einem Eistee erfrischt, verhält sich dem entgegengesetzt. Wessen Gesäß auf einer weichen Sitzgelegenheit Platz gefunden hat, ist in Verhandlungen eher bereit, der Gegenseite nachzugeben. Priming-Effekte können auf die Biologie unseres Körpers durchschlagen. Personen, die gebeten wurden, Körperhaltungen einzunehmen, die Macht ausstrahlen, zeigen bei anschließenden Entscheidungen nicht nur mehr Selbstvertrauen, sie reagieren zudem mit einem Testosteronanstieg. Menschen, die man an eigene Schuld erinnert, waschen, einem unbewussten inneren Bedürfnis folgend, häufiger ihre Hände. Wer mit Fremden, die im gleichen Raum weilen, zufällig gemeinsame Interessen feststellt, schätzt die Raumtemperatur – jeweils im Vergleich mit Kontrollpersonen, denen ihre Mitmenschen fremd blieben – höher ein. Wer sozial ausgegrenzt wird, reagiert mit einem Abfall der Körpertemperatur. Es liegt auf der Hand, dass der freie Wille bei Menschen, die derartig sublimen Beeinflussungen ausgesetzt wurden, ohne über die Zusammenhänge aufgeklärt worden zu sein, Einflüsterungen ausgesetzt ist. Sobald allerdings eine Aufklärung erfolgt ist oder Menschen sensibilisiert sind und bei sich selbst auf die Wirkung derartiger Signale achten, kollabieren die Effekte. Wissen ist Macht, weil es uns vor manipulativen Eingriffen in unsere Willensfreiheit schützen kann.

Sinnvoll eingesetzte Effekte subliminaler – also unmerklicher – Beeinflussung können das menschliche Zusammenleben angenehm machen. Wer eine Institution – zum Beispiel eine Praxis, eine Klinik oder das Gebäude eines kommerziellen Dienstleisters – betritt, dort einen angenehmen Eingangsbereich vorfindet und am Empfang womöglich auch noch freundlichen Menschen begegnet, fühlt sich hier besser aufgehoben als dann, wenn heruntergekommene Verhältnisse den Besucher oder Kunden primen. Die problematische Kehrseite solcher Effekte zeigt sich vor allem dort, wo Marketingabteilungen der Konsumgüterindustrie, Werbeagenturen und Spezialisten, die in Kaufhäusern und Läden die Anordnung und Aufstellung von Warenregalen und -körben arrangieren, am Werke sind. Nicht nur Düfte, Gerüche und Höreindrücke – Stimmen und Musik aus dem Lautsprecher – sind in der Lage, Kunden einzustimmen. Wirkungen werden durch weitere sublime Manipulationen erzeugt, die nicht direkt dem Priming zugeordnet werden können, diesem aber ähnlich sind. Kunden, die einen Laden betreten, werden in ihrem Kaufverhalten zum Beispiel durch Artikel besonders angesprochen, die ihnen entweder zuerst oder kurz vor der Kasse als Letztes begegnen und die zudem in einer angenehmen Höhe präsentiert werden, die einem das Bücken erspart.

In den Vereinigten Staaten und, von dort ausgehend, in einigen weiteren Ländern hat eine Diskussion darüber begonnen, ob man angesichts der dramatisch zunehmenden Gesundheitsstörungen[145], die sich aus dem Konsum von ungesunden Nahrungs- und Genussmitteln ergeben, das Konsumverhalten der Bevölkerung mit Methoden beeinflussen sollte, die im Englischen als »nudge« – zu Deutsch in etwa: Verhaltensstupser – bezeichnet werden und auf Priming-ähnlichen Effekten beruhen[146]. Ob es richtig und sinnvoll ist, der Unvernunft des Menschen und den Manipulationen der Werbeindustrie mit konträren Manipulationen im Dienste von vernünftigem Verbraucherverhalten zu begegnen, wird derzeit kontrovers diskutiert[147]. Ich selbst halte Strategien, mit denen das Verbraucherverhalten der Bevölkerung in gesundheitsdienlicher Weise beeinflusst werden soll, dann für vertretbar, wenn sie offengelegt und transparent gemacht werden. Wir sollten also den Weg der Aufklärung gehen, über gesundheitsschädliches Konsumverhalten – auch in Kindergärten und Schulen – mehr informieren, im Übrigen aber auf die Selbststeuerung des Menschen vertrauen.

Das System der Spiegelneurone

Sie beginnen den Abend mit einigen lieben Bekannten damit, dass Sie zusammen etwas kochen. Sie waschen gerade den Salat, neben Ihnen schneidet jemand mit einem scharfen Messer die Zwiebeln in feinste Scheiben. Was würde in Ihnen in jenem Moment passieren, in dem Sie zusehen müssen, wie die Person neben Ihnen, der Sie kurz zuvor Ihr schärfstes Messer gegeben haben, beim Schneiden die eigene Fingerkuppe erwischt und ein kleines Blutbad produziert? Der Schmerz, den Sie als Beobachter in dieser Situation erleben würden, würde sich nur wenig von demjenigen unterscheiden, den die Person erleidet, die sich tatsächlich verletzt hat. Dass allein das Lesen dieser Zeilen auf manche nicht ohne Wirkung geblieben sein dürfte, zeigt, dass nicht nur die Beobachtung von Taten, sondern auch Lesen oder Hören von Wörtern eine Macht haben kann, mit der man das Befinden, Fühlen und Denken anderer Menschen – und damit auch deren freien Willen – verändern kann.

Diese sublime Methode der Beeinflussung beruht auf Phänomenen, welche durch das System der Spiegelneurone verursacht werden[148]. Spiegelnervenzellen sind neuronale Netzwerke, die aktiviert werden, wenn Abläufe, die sie im eigenen Körper auslösen könnten, tatsächlich nicht im eigenen, sondern im Körper eines anderen Menschen stattfinden. Spiegelneurone sind ein neuronales Resonanzsystem. Meine Spiegelzellen reagieren auf andere Menschen allerdings nur dann, wenn diese anderen sich im Wahrnehmungshorizont meiner fünf Sinne befinden. Telepathie oder Magie ist also nicht im Spiel. Spiegelnervenzellen lassen uns fühlen, was andere fühlen, und intuitiv verstehen, was andere tun. Sie bilden nicht nur einen Teil der neuronalen Grundlagen der Empathie, sondern auch die neurobiologische Basis für die sogenannte emotionale Ansteckung oder für unbewusst ausgelöste Imitationshandlungen. Daraus ergeben sich Möglichkeiten, andere zu manipulieren. Und genau das ist es, woran Verkäufer, Werbeleute und die Organisatoren politischer Kampagnen interessiert sind.

Spiegelneurone können auch ohne Beteiligung des Bewusstseins in Resonanz gehen[149]. Daher können sie am freien Willen vorbei Einfluss auf das Erleben und Verhalten nehmen. Zu ihren typischen Effekten gehört die unbewusste Tendenz des Menschen, bestimmte Bewegungen des jeweiligen Gegenübers, beispielsweise, sich über die Haare zu streichen oder sich an der Nase zu kratzen, unwillkürlich zu imitieren, also zu spiegeln. Mitmenschen in unserer direkten Umgebung, die unsere Bewegungen in dieser Weise ein Stück weit spiegeln, werden von uns im Vergleich zu Personen, die dies nicht tun, als deutlich sympathischer wahrgenommen und als kooperativer eingeschätzt. Menschen, die von anderen ausgegrenzt werden, zeigen ihrerseits – unbewusst – eine verstärkte Tendenz, die ausgrenzenden anderen zu spiegeln in der unbewussten Hoffnung, so doch noch Aufnahme in die Gemeinschaft zu finden. Eine Mischung aus Priming-Effekten und einer durch die Spiegelnervenzellen hervorgerufenen emotionalen Ansteckung scheint der Beobachtung zugrunde zu liegen, dass Menschen in Umgebungen, wo viel Müll herumliegt und Wände mit Graffiti beschmiert sind, sich selbst signifikant schlechter benehmen, Abfall wegwerfen und Ähnliches tun. Die Auswirkungen dieses Ansteckungseffektes lassen sich in vielen großstädtischen Milieus, aber auch in heruntergekommenen Schulgebäuden beobachten.

Spiegelungs- und Ansteckungseffekte können auch Gutes bewirken. Man ließ Schüler, die kurz vor einer Mathematikklausur standen, eine fabrizierte, für die Testteilnehmer aber wie echt wirkende Zeitungsgeschichte lesen. In dieser Zeitungsmeldung wurde über einen Schüler in einer anderen Stadt berichtet, der einen Preis für gute Mathematiknoten gewonnen hatte. Zum Experiment gehörte eine kleine Manipulation, die das angeblichen Geburtstagsdatum des Preisgekrönten betraf, welches im Artikel beiläufig mit vermerkt war. Wenn der preisgekrönte Schüler, über den berichtet wurde, das gleiche Geburtstagsdatum wie diejenigen Schüler hatte, welche die Geschichte gerade lasen, dann zeigten diese Schüler in der anschließenden Klausur eine gegenüber ihren sonstigen Leistungen deutliche Verbesserung. Resonanzeffekte können, wie dieses Beispiel zeigt, also segensreich sein.

Tatsächlich können Menschen ohne die Resonanzen, die uns andere mit ihrer Sprache oder Körpersprache zurückspiegeln, gar nicht leben. Wir alle reagieren, ob wir es wollen oder nicht, auf Menschen, die uns im Alltag begegnen, fortwährend mit Resonanzen. Manchmal geschieht dies durch das, *was* wir sagen, mehr aber noch dadurch, *wie* wir etwas sagen. Am stärksten wirken die Resonanzen, die wir anderen Menschen mit unserer Körpersprache zurückmelden – durch unsere Blicke, durch die Mimik, durch unsere Körperhaltung und die Art, wie und wohin wir uns bewegen. Die Rückspiegelungen, die Menschen – vor allem Kinder – von anderen erhalten, haben eine Botschaft im Gepäck und finden Eingang in das eigene Selbstgefühl. Die Botschaft kann zum Beispiel lauten: Aus dir wird nichts, alles was du anpackst geht daneben! Sie kann den anderen aber auch das Gegenteil spüren lassen wie zum Beispiel: Ich bin froh, dass du da bist, denn du kannst hier gute Beiträge einbringen! Was wir uns auf diese Art meist unbewusst gegenseitig zusenden, sind in einem hohen Maße sich selbst erfüllende Prophezeiungen. Damit wären wir beim nächsten und letzten Punkt.

Der »Stereotype Threat«

Als ich vor vielen Jahren längere Zeit in der Demenzforschung tätig war, sind mir immer wieder einmal geistig gesunde ältere Paare begegnet, bei denen einer der beiden Partner dem anderen jeden kleinen Fehler überdeutlich unter die Nase rieb, meistens begleitet von einer in vorwurfsvollem Ton vorgetragenen Bemerkung wie zum Beispiel: Wenn du so weitermachst, wirst du noch dement!, oder noch besser: Ich glaube, bei dir geht es langsam mit dem Alzheimer los! Ich habe beobachtet, dass derartige Ansagen, wenn sie auf eine Person täglich und über lange Zeit einwirken, die geistige Leistungsfähigkeit eines Menschen tatsächlich sturmreif schießen können. Immer wieder anzutreffen sind Paare, wo beide Partner, in der Art eines sich endlos hinziehenden Tennismatches, sich auf diese Weise sozusagen gegenseitig vom Platz zu fegen versuchen.

Bedrohliche Zuschreibungen sind eine wissenschaftlich gut untersuchte Methode, mit der sich das Erleben und Verhalten anderer nicht nur auf bewusst wahrnehmbare Weise, sondern auch unbemerkt beeinflussen lässt. Dieser gut untersuchte, im Englischen als Stereotype Threat bezeichnete Effekt erklärt die fatalen Auswirkungen, die Vorurteile anderer Menschen auf die jeweils Betroffenen haben. Natürlich spielen in diesen Mechanismus immer auch Priming-, Resonanz- und Ansteckungseffekte mit hinein. Menschen, die einer gesellschaftlichen Gruppe, zum Beispiel dem weiblichen Geschlecht angehören, über die bestimmte, weitverbreitete Vorurteile vertreten werden, zum Beispiel, dass Frauen über schlechtere mathematische Fähigkeiten verfügen, tendieren dazu, diese Vorurteile – unbewusst und unwillentlich – zu bestätigen, was sich auch objektiv in Experimenten zeigen lässt. Wirksam sind bedrohliche Zuschreibungen vor allem dann, wenn man die Zugehörigkeit der betroffenen Personen zu ihrer mit einem Stigma besetzten Gruppe zuvor zur Sprache gebracht oder auf irgendeine andere Weise bewusst gemacht hat. Lässt man zum Beispiel die Teilnehmerinnen und Teilnehmer eines Mathematiktests zu Beginn in einem Fragebogen ihr Geschlecht ankreuzen, dann zeigen weibliche Testteilnehmer im Vergleich zu einer Testsituation, in der das Geschlecht nicht zur Sprache kam, eine um über 30 Prozent schlechtere Leistung[150]. Lässt man Frauen eine Mathematikaufgabe lösen, über die man ihnen zuvor ausdrücklich mitgeteilt hat, dass sich die Ergebnisse bei dieser Aufgabe zwischen den Geschlechtern bekanntermaßen nicht unterscheiden, schneiden weibliche Teilnehmer – bei ansonsten gleicher Qualifikation – nicht schlechter ab als männliche. Hat man ihnen aber das Gegenteil gesagt, erfüllen sie diese Ansage und zeigen deutlich schlechtere Leistungen. Von Effekten dieser Art können natürlich auch Männer betroffen sein. Weiße US-Amerikaner schneiden in Mathematik-Testarbeiten signifikant schlechter ab, wenn sie zuvor mitgeteilt bekommen, sie würden die Arbeit gemeinsam mit asiatischen Gleichaltrigen schreiben, mit deren Leistungen die ihren dann verglichen würden – asiatische Schüler und Studenten gelten in den

USA als mathematisch besonders begabt. Einen Einbruch ihrer Leistung zeigen weiße Männer auch gegenüber Schwarzen, allerdings nur dann, wenn eine motorische Reaktion getestet werden soll, vor allem wenn den Teilnehmern vorher mitgeteilt worden ist, Schwarze seien in körperlichen Tests dieser Art in der Regel überlegen.

Es waren die im Alltag überall zu beobachtenden fatalen Auswirkungen von Vorurteilen auf diskriminierte gesellschaftliche Minderheiten und die damit einhergehende offensichtliche Beeinträchtigung von deren Selbstentfaltung, die Wissenschaftler vor Jahren erstmals veranlassten, die durch Zuschreibungen erzeugten Effekte zu untersuchen. Der erstmalige Nachweis des Stereotype Threat erfolgte in einer bis heute als Klassiker geltenden, im Jahre 1995 veröffentlichten Studie. Sie untersuchte die objektiven Effekte von Zuschreibungen, denen Schwarze in den USA ausgesetzt waren und noch sind[151]. Schwarze waren und sind in den USA seit Langem – neben vielen weiteren Stigmata – dem Vorurteil ausgesetzt, im Vergleich zu Weißen über eine naturbedingt geringere Intelligenz zu verfügen. Claude Steele von der Stanford University und sein Kollege Joshua Aronson beobachteten im Rahmen ihrer klassischen Studie, dass begabte Schwarze, deren objektive Intelligenz zu einem länger zurückliegenden, früheren Zeitpunkt zuverlässig getestet worden war, in Aufnahmetests für die Universität gut abschneiden, wenn sie nicht darüber informiert wurden, was die Tests wirklich messen. Wurde ihnen vorher jedoch mitgeteilt, es handle sich um einen Test, der die Intelligenz abbilde, schnitten sie deutlich schlechter ab. Die Erklärung dafür und für alle ähnlichen Effekte dieser Art liegt in den auf die Biologie durchschlagenden Selbstzweifeln, die Zuschreibungen und Vorurteile bei den davon betroffenen Personen auslösen[152]. Selbstzweifel wirken auf den Präfrontalen Cortex. Keine Frage, dass sie auch die Autonomie, die Selbststeuerung und den freien Willen eines Akteurs beeinträchtigen.

Der freie Wille: Ein dialogischer, die Wahrheit suchender sozialer Akteur

Sublime Effekte des Priming, neuronale Resonanz- und Spiegelungsprozesse und bedrohliche Zuschreibungen bilden Mechanismen, welche die Selbstkontrolle von Menschen stören und ihren freien Willen beeinflussen können. Beim Stereotype Threat wird deutlich, dass die freie Meinungs- und Willensbildung nicht nur bei denen beeinträchtigt ist, die von vorurteilsbehafteten Zuschreibungen betroffen sind, sondern auch bei denen, die sie vornehmen. Wer anderen mit Vorurteilen begegnet, ist selbst bereits einer Beeinflussung seiner freien Willensbildung erlegen. Der freie Wille, so würde man es sich prima vista wohl wünschen, sollte aber nicht auf Beeinflussungen, sondern auf der Erkenntnis der Wahrheit beruhen. Doch welches unserer Urteile ist Vorurteil, und was ist wahr? Wir alle sind immer sublim beeinflusst, auch wenn uns dies nicht ständig so klar wird wie im Falle der erwähnten, von Zuschreibungen betroffenen gesellschaftlichen Gruppen. Alle Meinungs- und Willensbildungen, an deren Ende wir etwas als wahr und gültig erkennen, resultieren aus sozialen Verständigungsprozessen, die *unausweichlich* immer auch mit Beeinflussungen verbunden sind. Diese Beeinflussungsprozesse sind Teil des natürlichen Bedingungsgefüges, in dem sich der freie Wille formiert. Sie sind teils offener, teils verborgener Natur. Das Ziel kann nicht sein, sie zu verhindern, dies wäre gar nicht möglich. Unser Ziel muss es vielmehr sein, Beeinflussungsprozesse mithilfe der Vernunft aufzudecken, zu erkennen und sich ihnen zu stellen. Auch der Prozess des Erkennens und der Aufdeckung von Unvernunft vollzieht sich im Zusammenhang mit sozialen Verständigungsprozessen.

Eine Wahrheit außerhalb sozialer Verständigungsprozesse und damit ohne gegenseitige Beeinflussung existiert nicht. Wahrheit ist, genau betrachtet, immer nur das, auf was wir uns im Dialog, also gemeinsam verständigen können. Der Vorbehalt der sozialen Verständigung gilt auch für wissenschaftliche Erkenntnisse, die bekanntlich nur dann Gültigkeit beanspruchen können, wenn sie von anderen jederzeit reproduziert werden können. Die Reproduktion einer wissenschaftlichen Beobachtung, und noch mehr dann die Deutung der Ergebnisse, ist der Vollzug eines Verständigungsprozesses. Dies alles bedeutet nicht, dass sich die Wahrheit wie ein Wahlergebnis aus einer Mehrheitsmeinung ableiten ließe. Der soziale Dialogprozess, aus dem Wahrheitsfindung hervorgeht, muss sich an den Gesetzen der Logik messen lassen, die wir mithilfe des Präfrontalen Cortex zur Anwendung bringen.

Wie allgemein bekannt, wurde und wird immer wieder versucht, unbequeme Wahrheiten mit Mehrheitsmeinungen oder Gewalt zu erdrücken, ungeachtet der Tatsache, dass sie unter Anwendung der Gesetze der Logik und nach Verständigung der beteiligten Wissenschaftler als richtig erkannt worden sind. Dies zeigt, dass nicht nur die Wahrheit, sondern auch die freie Meinungs- und Willensbildung keine einfache

Resultante ist, die sich aus offen zutage liegenden Vektorkräften herleiten lässt. Nicht nur der Wahrheitssuche, auch der Bildung eines freien Willens geht ein dialogischer Suchprozess voraus, bei dem wir die Vernunft als wichtige Begleiterin an der Seite haben sollten. Dieser Suchprozess kann die Austragung von Konflikten – und daher auch Mut – erforderlich machen, wie die jahrhundertelangen Auseinandersetzungen um einige Dogmen der katholischen Kirche, die fast ebenso lange anhaltenden Konflikte um die Rassendiskriminierung oder die aktuellen Bedrohungen durch einen intoleranten Islam zeigen. Die freie Meinungs- und Willensbildung ist, wie die Suche nach der Wahrheit, ein Prozess, der nie zum Abschluss kommt.

So steht am Ende dieses Kapitels die Erkenntnis, dass von den in uns vonstattengehenden Meinungs- und Willensbildungsprozessen nicht nur – via Selbstkontrolle – starke Wirkungen auf uns selbst ausgehen. Was wir denken und kommunizieren, erreicht, ohne jeden Einsatz physischer Mittel, auch den Organismus unserer Mitmenschen und ruft dort biologische Wirkungen hervor. Dass Gehirne von Menschen, die sich unter dem Beschuss von sozialen Vorurteilen befinden, signifikant schlechter arbeiten, beruht, da alle mentalen Prozesse eine neurobiologische Fundierung haben, ohne Frage auf einem biologischen Effekt. Wenn ältere, geistig tatsächlich fitte Menschen fabrizierte Artikel gelesen haben, in denen der angeblich wissenschaftlich belegte, unweigerliche geistige Abbau im Alter beschrieben wird, verschlechtern sich die Betroffenen in daran anschließenden kognitiven Tests massiv. Dies geschieht bereits dann, wenn Ältere lediglich mitgeteilt bekommen, dass ihre Leistungen in einem Test mit denen jüngerer Teilnehmer verglichen werden. Diesen biologischen Effekten soll in den nachfolgenden Kapiteln auf den Grund gegangen werden. Wie wir über uns und andere denken, kann unsere Gesundheit massiv beeinflussen – zum Guten wie zum Schlechten.

5

AKTIVIERUNG DER SELBSTSTEUERUNG: EIN KRITERIUM GUTER MEDIZIN

DIE NICHT AUSGESCHÖPFTEN POTENZIALE DER SCHULMEDIZIN

Selbststeuerung soll dem Menschen dienen, ein gutes Leben zu führen, sie ist kein Selbstzweck. Zu ihren mächtigsten Potenzialen zählt ihr Einfluss auf die biologischen Systeme und damit auf die körperliche Gesundheit des Menschen. Beim Einfluss der Selbststeuerung auf die Gesundheit sind zwei Mechanismen im Spiel, ein offensichtlicher, sozusagen äußerer, und ein verborgener, innerer. Unmittelbar einleuchtend ist das erste der beiden Wirkprinzipien, welches darauf beruht, dass ein gesunder Lebensstil Krankheitsrisiken vermindert. Beim zweiten Wirkmechanismus geht es um eine innere Grundhaltung, um gutes Selbstgefühl, um Vertrauen in die eigenen Kräfte – man könnte von Selbstkräften sprechen – und so etwas wie einen inneren Mut. Hier steht also nicht das konkrete gesundheitsdienliche Verhalten im Vordergrund, sondern etwas Tiefergehendes. Von beiden Mechanismen gehen massive biologische Effekte aus, sie sind von gleichrangiger Bedeutung, entfalten ihr volles Wirkpotenzial aber nur gemeinsam.

Das derzeitige medizinische System kommuniziert mit seinen Patienten ausschließlich die Frage der gesunden Lebensführung, also das erste der beiden genannten Wirkprinzipien der Selbststeuerung. Der zweite Wirkfaktor, die Stärkung der psychischen Situation des Patienten, wird nicht nur sträflich vernachlässigt, er wird durch unseren Medizinbetrieb oft sogar geschwächt. Dies ist fatal, denn die bei Patienten weitverbreitete Nichtbeachtung einer gesunden Lebensführung hat ihren Grund vor allem im geschwächten Selbstgefühl, im verloren gegangenen Mut und im fehlenden Vertrauen in die eigenen Kräfte. Da viele von Krankheit Bedrohte oder Betroffene spüren, dass sie ohne das zweite Wirkprinzip, ohne Mut, Hoffnung und Selbstvertrauen nicht gesund werden können, hat sich hier ein paramedizinischer Markt entwickelt[153]. Anstatt über die Abwanderung vieler Patienten zu vermeintlichen Heilern zu klagen, wäre die sogenannte Schulmedizin gut beraten, ihr Desinteresse an der Psyche ihrer Patienten zu hinterfragen. Die heute verfügbaren, ausgezeichneten schulmedizinischen Möglichkeiten der Krankenbehandlung können ihre volle Potenz nur gemeinsam mit einer Stärkung der Selbstkräfte und der Selbststeuerung aufseiten des Patienten entfalten. Dies gilt nicht nur für jene beiden Gesundheitsstörungen, an denen Menschen hierzulande am häufigsten sterben, die Herz-Kreislauf- und die Krebserkrankungen. Eine Stärkung der psychischen Selbstkräfte ist auch bei allen weiteren Krankheiten – hier genannt seien nur die Multiple Sklerose, der Morbus Parkinson, Rheumaerkrankungen, der Diabetes, der Bluthochdruck, aber auch alle psychischen Störungen – von entscheidender Bedeutung.

»Es ist der Geist, der sich den Körper baut«[154] – Die Beteiligung der Psyche an der Steuerung biologischer Prozesse

Was ihre technisch-apparativen, operativen und pharmakologischen Möglichkeiten und die fachliche Ausbildung ihrer Ärztinnen und Ärzte betrifft, haben wir in unserem Land derzeit eine ausgezeichnete Medizin. Warum aber vernachlässigt sie sowohl bei der Ausbildung unserer Ärzte als auch in der klinischen Praxis den Einfluss der Psyche auf die Steuerung biologischer Prozesse? Der Grund ist, dass die fantastischen Erkenntnisse, zu denen wir in den letzten Jahrzehnten im Bereich der Genetik und der Molekularbiologie vorgestoßen sind, bei vielen Menschen – teilweise auch bei Ärzten – leider zu einem schiefen Bild darüber geführt haben, wie Lebewesen funktionieren. Der Grundirrtum besteht in der Annahme, Lebewesen seien biologische Maschinen. Dabei wird übersehen, dass alle lebenden Systeme anders als Maschinen mit ihrer Außenwelt ständig aktiv kommunizieren und dass ihr Wohl und Wehe vom Gelingen dieser Kommunikation abhängt[155]. Auch Gene sind Kommunikatoren und keineswegs autistische, unabhängig von der Außenwelt arbeitende Maschinenteile, als die sie lange Zeit dargestellt wurden.

Die Vorstellung, der Ablauf aller körperlichen Vorgänge werde ausschließlich von dem biochemischen Text der etwa 23 000 Gene des menschlichen Erbguts vorherbestimmt[156], ist unrichtig. Zwar können vererbte Veränderungen in den Bauplänen unseres Erbgutes sehr wohl Krankheitsrisiken erhöhen und Krankheiten verursachen. Glücklicherweise sind ausschließlich dadurch verursachte, vom Lebensstil nur wenig beeinflussbare – weil erblich fixierte – Gesundheitsstörungen die absolute Ausnahme. Den meisten Erkrankungen, derentwegen Menschen in unseren westlichen Ländern einen Arzt aufsuchen, liegen keine vererbten Gendefekte, sondern andere Ursachen zugrunde. Gene steuern unseren Körper nämlich nicht nur, sie werden umgekehrt auch ihrerseits von unserem Körper gesteuert[157]. Einfluss auf ihre Steuerung haben nicht nur der Lebensstil, die Ernährung und körperliche Betätigung, sondern vor allem soziale, also zwischenmenschliche Erfahrungen und die mit ihnen einhergehenden psychischen Prozesse. Soziale Erfahrungen werden vom Gehirn in biologische Prozesse verwandelt, die sich dann ihrerseits an der Steuerung von Genen beteiligen.

Eine Sonderrolle nehmen Krebserkrankungen ein, die – von Ausnahmen abgesehen – nicht auf *vererbten*, sondern auf erst im Laufe des Lebens *erworbenen* Gendefekten beruhen. Nachgewiesene Auslöser solcher Gendefekte sind unter anderem radioaktive, ultraviolette und Kurzwellenstrahlung sowie zahlreiche – leider auch in unserer Umwelt vorkommende – Gifte. Wenn sich zwei Körperzellen teilen, befindet sich unser Erbgut vorübergehend in einem besonders verletzlichen Zustand. Daher unterliegen Organe wie der Dickdarm, die Haut oder das Knochenmark, in denen Zellteilungen besonders häufig stattfinden, einem deutlich höheren Krebsrisiko als andere Organe wie zum Beispiel unsere harten Knochen[158]. Daraus allerdings – wie kürzlich geschehen[159] – den unsinnigen Schluss zu ziehen, gegen Krebs lasse sich vorbeugend nur wenig tun, ist geradezu abenteuerlich. Genau das Gegenteil trifft zu: Gerade bei jenen Körperteilen, in denen Zellteilungen besonders häufig stattfinden, sollten wir ganz besonders darauf achten, Einflüsse zu vermeiden, die zu einer Schädigung des Erbgutes führen können – beim Darm auf gesunde Ernährung, bei der Haut auf den Schutz vor zu starker Sonnenexposition und mit Blick auf das Knochenmark auf die Vermeidung radioaktiver Strahlung. Niemand ist »schuld« an einer Krebserkrankung. Fragen der Lebensführung spielen, wie ich zeigen werde, beim Krebs aber eine sehr wichtige Rolle auch dann, wenn bereits eine Krebserkrankung aufgetreten ist. In diesem Falle kommt es darauf an, das körpereigene Abwehr- oder Immunsystem – mitsamt seinen Genen – zu aktivieren.

Lebensstil, Ernährung und ausreichende Bewegung gehören zur gesunden Lebensführung, also zum ersten der beiden bereits genannten Wirkprinzipien der Selbststeuerung. Zwischenmenschliche Erfahrungen stehen in enger Beziehung zum zweiten Wirkprinzip der Selbststeuerung, bei dem es um die psychischen Selbstkräfte, um eine positive Grundhaltung und um Selbstvertrauen geht. Beide Wirkprinzipien haben, wie schon erwähnt, das Potenzial zur Steuerung von Genen und spielen eine bedeutende Rolle für den Erhalt oder die Gefährdung der Gesundheit. Das Organ, von dem beide Wirkprinzipien ihren Ausgang nehmen, ist der Präfrontale Cortex. Er ist einerseits der Ort, an dem sich – via Selbstkontrolle – die Frage einer gesunden Lebensführung entscheidet. Zum anderen ist er der bereits erwähnte und erläuterte Ort der neurobiologischen Koppelung zwischen Ich und Du und damit der Ort der Verbindung zwischen sozialen Erfahrungen einerseits und Selbstgefühl andrerseits. Was sich im Präfrontalen Cortex abspielt, hat Auswirkungen auf die Biologie des gesamten Körpers. Vor diesem Hintergrund greift eine Medizin, welche die Ursachen von Krankheiten nur im Text der Gene sucht und ihre Aufgaben lediglich in der Reparatur der beschädigten biologischen Substanz sieht, zu kurz.

Der menschliche Organismus verfügt über körpereigene Heilsysteme. Eines der wichtigsten ist das bereits erwähnte Immun-, also das Abwehrsystem. Seine Aufgabe besteht nicht nur darin, in den Körper eingedrungene Erreger abzuwehren, sondern auch Krebszellen abzutöten, die nicht nur bei Krebskranken vorhanden sind, sondern im Körper eines jeden Menschen fortlaufend auftreten. Das Immunsystem und die in seinen Diensten stehenden Gene unterliegen einer überaus komplexen Steuerung. Einfluss auf dieses für den Verlauf sämtlicher Erkrankungen so überaus wichtige System haben auch die sich im Präfrontalen Cortex abspielenden psychischen Prozesse. Die mit Blick auf den Verlauf einer körperlichen Erkrankung wichtigste präfrontale Funktion ist die Selbststeuerung. Daher muss es das Ziel einer guten Medizin sein, dem Patienten nicht nur pharmakologische, operative und andere evidenzbasierte Heilverfahren anzubieten, sondern auch seine psychische Situation und damit die Kräfte seines Selbst und seiner Selbststeuerung zu stärken. Erkrankte Menschen sind psychisch geschwächt. Die Medizin leistet dann gute Arbeit, wenn sie nicht nur analysiert, wo die biologische Substanz Schaden genommen hat, sondern auch wenn sie – ohne Bevormundung – an die Seite des Patienten tritt und seine Selbststeuerungspotenziale stärkt.

Ein starkes Medikament für den Menschen: Der andere Mensch

Der Prozess der Selbststeuerung kommuniziert in zwei Richtungen, zum einen nach außen mit dem zwischenmenschlichen Umfeld, zum anderen nach innen mit den biologischen Systemen des eigenen Körpers. Tatsächlich kann das, was Menschen mit anderen kommunizieren, durchschlagende Wirkungen auf die Biologie des jeweiligen Kommunikationspartners entfalten[160]. Merkwürdigerweise findet das phänomenale Ausmaß der Wechselwirkungen zwischen sozialem Umfeld und körperlichen Vorgängen in der modernen Medizin aber bisher kaum Beachtung, obwohl die Zusammenhänge wissenschaftlich einwandfrei belegt sind. Zwischenmenschliche Kommunikation ist nicht heiße Luft, sondern neben den Interventionen der evidenzbasierten Medizin ein entscheidender Heilfaktor. Medikamente, die von Ärzten in der Klinik über eine Infusion gegeben werden, entfalten beim Patienten eine weitaus bessere Wirkung, wenn der Arzt dem Patienten ausdrücklich sagt, was er gibt und wozu. Erhält ein von Schmerzen geplagter Patient das Schmerzmittel ohne Ansage, muss die Dosis des Schmerzmittels um ein Drittel erhöht werden, um den gleichen Wirkeffekt zu erzielen. Patienten mit einer Angstattacke reagieren auf ein Beruhigungsmittel gut, wenn sie beobachten, was man ihnen gibt. Wenn ihnen das Mittel unbemerkt in die Infusion injiziert wurde, bleibt die Wirkung aber häufig völlig aus.

Eine der stärksten Drogen für den Menschen ist der andere Mensch. Was der Arzt dem Patienten sagt, kann eine Wirkung selbst dann entfalten, wenn kein Medikament gegeben wurde. Im Rahmen einer Studie wurde Patienten nach einer

Weisheitszahnoperation vom Arzt mitgeteilt, sie erhielten zur Schmerzlinderung ein Medikament, tatsächlich bekamen sie aber nur ein Placebo. Die schmerzlindernde Wirkung des ärztlichen Wortes war die gleiche wie nach einer heimlichen, dem Patienten nicht mitgeteilten Verabreichung von 6 bis 8 Milligramm Morphin. Da unser Gehirn Kommunikation in Biologie verwandelt, können Worte – dies lässt sich wissenschaftlich einwandfrei nachweisen – auf die gleichen biologischen Rezeptoren einwirken wie Medikamente. Worte finden zu den körperlichen Abläufen vor allem dann einen guten Zugang, wenn die an den Patienten gerichteten Ansagen bereits auf einen biologisch vorgebahnten Weg treffen. Ein mit der Ansage der Schmerzlinderung gegebenes Scheinmedikament wirkt jedenfalls besser, wenn der Patient vorher bereits einmal mit einem echten Medikament eine Schmerzlinderung erlebt hat, wenn sein Körper also sozusagen weiß, was ihn erwartet.

Wer die Effekte zwischenmenschlicher Kommunikation auf die Biologie unseres Körpers in den Bereich der Einbildung verbannen will, liegt vollständig daneben. Parkinson-Patienten leiden aufgrund eines Mangels am körpereigenen Botenstoff Dopamin an einer im Verlauf der Erkrankung zunehmenden Muskelsteifigkeit[161]. Die betroffenen Patienten kennen die Wirkung der von ihnen täglich einzunehmenden Medikamente, die darauf zielen, die Konzentration von Dopamin im Gehirn zu erhöhen. Es hat also eine biologische Vorbahnung stattgefunden. Nach Gabe eines Placebos, das ihnen mit der Ansage gegeben wurde, es handle sich um ihr Parkinson-Medikament, zeigen die Patienten nicht nur einen Rückgang ihrer Muskelsteifigkeit, sondern auch eine messbare Erhöhung des körpereigenen Dopamins und eine positive Veränderung der neuronalen Aktivitäten in den zugrunde liegenden

Strukturen ihres Gehirns. Eine Vorbahnung von positiven Wirkeffekten ist auch durch soziales Lernen möglich: Patienten, die miterlebt haben, wie ein Medikament, welches tatsächlich aber ein Scheinmedikament war, anderen Menschen geholfen hat, zeigen nach einer anschließenden Gabe dieses Scheinmedikaments ihrerseits einen positiven Wirkeffekt – wir erinnern uns an die im Präfrontalen Cortex beheimatete neurobiologische Koppelung zwischen Ich und Du.

Die Schnittstelle zwischen sozialem Umfeld und Biologie des Körpers

Wie lassen sich Heileffekte erklären, die durch verbale Ansagen, durch die Gabe von Scheinmedikamenten oder durch die Beobachtung der Heilung anderer mit einem Scheinmedikament ausgelöst wurden? Der Körper des Menschen ist offenbar in der Lage, die mit bestimmten medizinischen Prozeduren – zum Beispiel mit der Gabe eines echten Medikaments – einhergehenden organischen Veränderungen so abzuspeichern, dass sie sich nochmals abrufen lassen, wenn der Arzt die Prozedur lediglich ansagt. Der Ablauf biologischer Prozesse kann also gelernt werden. Doch wo wird in einem solchen Falle gelernt, wo wird die biologische Prozedur abgespeichert? Die entscheidende Instanz ist der Präfrontale Cortex. Bei Patienten mit einer Schädigung des Stirnhirns lassen sich Heileffekte weder durch verbale Ansagen noch mit der Gabe von Scheinmedikamenten, noch durch die Beobachtung der Heilung anderer mit einem Scheinmedikament erzielen. Der Präfrontale Cortex ist die entscheidende Schnittstelle zwischen der Kommunikation des Arztes mit dem Patienten einerseits und den im Gefolge im Patienten ablaufenden physiologischen Prozessen andrerseits.

Wie die von der Kommunikation zwischen Arzt und Patient auf den Präfrontalen Cortex ausgehenden Effekte in den Körper weitergereicht werden, ließ sich klären, indem man Prozeduren wie die bereits dargestellten in die Röhre eines Kernspintomografen verlegte. Dabei zeigte sich, dass der Präfrontale Cortex in der Lage ist, zahlreiche ihm nachgeschaltete Hirnregionen zu aktivieren, die dann ihrerseits ein breites Spektrum von biologischen Reaktionen in verschiedenen Teilen des Körpers hervorrufen können[162]. Der Präfrontale Cortex ist in der Lage, das körpereigene Opioid-System zu aktivieren, in dem schmerzlindernde Botenstoffe hergestellt werden können, und alle an der Hervorrufung von Schmerzen beteiligten Hirnzentren[163] zu beruhigen. Er hat außerdem Zugriff auf die Angst- und Stresszentren des Gehirns und über Letztere auch Einfluss auf das Immunsystem. Auch das Belohnungssystem mit den dort ausgeschütteten Gesundheits- und Wohlfühlbotenstoffen gehört zu seinem Einflussbereich.

Kommunikation, die krank macht

Worte und Prozeduren, die biologische Abläufe in Gang setzen, müssen nicht unbedingt heilsam sein, sie können auch krank machen. Patienten, bei denen man zum Beispiel die Blutzirkulation des Arms durch eine aufgepumpte Blutdruckmanschette kurzfristig unterbindet, erleben dabei einen deutlich stärkeren Schmerz, wenn man ihnen diesen vorher ankündigt. Versuchspersonen, denen man sagte, sie würden in einem Laborraum zu Testzwecken einer – tatsächlich gar nicht existierenden – starken Handystrahlung ausgesetzt, entwickelten Benommenheit und Kopfweh. Geradezu bizarr erscheint der folgende Vorfall: Ein Suizidversuch mit einer Überdosis von Medikamenten, die er für echt hielt, führte bei einem depressiven jungen Mann zu einem totalen Kreislaufzusammenbruch, der in der Notaufnahme einer Klinik behandelt werden musste. Der Suizidant, der an einer Medikamentenstudie mit einem Antidepressivum teilgenommen hatte, kannte zwar die Nebenwirkungen des echten Medikaments, er wusste aber nicht, dass er zur Kontrollgruppe derjenigen gehörte, die nur ein Placebo erhalten hatten. Dass es sich bei Beobachtungen dieser Art nicht um Spukphänomene handelt, zeigt sich wiederum bei Parkinson-Patienten. Auch diese reagieren nicht nur, wie bereits erwähnt, auf positive, sondern auch auf negative Ansagen. Wenn alle medikamentösen Möglichkeiten ausgereizt sind, können an Morbus Parkinson Leidende mit einer sogenannten Tiefen-Hirn-Stimulation elektrisch stimuliert werden, was zu einem Anstieg des ihnen fehlenden Botenstoffs Dopamin und zu einer deutlichen Verminderung ihrer Muskelsteifheit führt. Sagt man den Patienten, man habe die – tatsächlich weiterlaufende – Hirnstimulation angeblich beendet, verschlechtert sich die objektive Symptomatik.

Wir sollten uns bewusst machen, welche enorme klinische Bedeutung experimentelle Beobachtungen dieser Art für die Alltagsarbeit in unseren medizinischen Einrichtungen haben. Wie viel Heilpotenzial wird verschenkt, weil Pflegekräfte und Ärzte sich keine Zeit nehmen – oder sich die Zeit aufgrund der ihnen zugemuteten Arbeitsbedingungen gar nicht nehmen können –, das fachlich Gute, was sie für ihre Patienten tun, mit einem dazugehörenden Mindestmaß an Kommunikation zu begleiten? Wie merkwürdig würden wir es empfinden, wenn Eltern ihrem Kleinkind Nahrungsmittel, die dem Kind bislang unbekannt waren, kommentarlos zum Verzehr hinstellen würden? Dem Sinne nach nichts anderes geschieht täglich in zahlreichen Praxen und Kliniken. Nicht nur der Mangel an Kommunikation, auch ungeschickt adressierte Mitteilungen können ungute Wirkungen auf den Patienten haben. Was passiert zum Beispiel, wenn Patienten den Beipackzettel lesen, ohne dass ihnen die Risiken zuvor erläutert wurden? Und welche biologischen Folgen hat die unempathische Mitteilung einer Krebsdiagnose[164], zumal wenn der Arzt sie dann auch noch mit der anmaßenden Ansage einer aussichtslosen Prognose und einer nur geringen zu erwartenden Lebenszeit verbindet?

Auch die negativen Effekte verbaler Ansagen haben neurobiologische Grundlagen. Speziell die Vorhersage von Schmerzen beruht auf der Ausschüttung eines Botenstoffes namens Cholecystokinin (CKK). Gibt man einer Testperson einen CKK-Gegenwirkstoff, lässt sich die Schmerzverstärkung, welche durch die Ansage bevorstehender Schmerzen hervorgerufen wird, aufheben. Personen, denen man Insulin spritzt, zeigen einen Abfall der Glucosekonzentration im Blut. Wiederholt man die Prozedur und ersetzt das Insulin dann aber durch ein Scheinmedikament, ohne den Patienten über den Wechsel aufzuklären, dann kann es auch jetzt zu einem beachtlichen Glucoseabfall kommen. Auch Reaktionen des Immunsystems lassen sich offenbar lernen, Wissenschaftler sprechen hier von Konditionierung. Transplantierte Patienten erhalten zur Verhinderung einer Abstoßungsreaktion ein Medikament namens Cyclosporin A, das bestimmte Reaktionen des Immunsystems unterdrückt. Gibt man gesunden Testpersonen wiederholt das in einem Aromagetränk aufgelöste Cyclosporin A, reagiert das Immunsystem wie erwartet mit einer Veränderung verschiedener Immunparameter[165]. Verabreicht man das Aromagetränk dann aber ohne den eigentlichen Wirkstoff, ohne die Testpersonen aufzuklären, kann es zu den gleichen immunologischen Veränderungen kommen. Der Körper scheint demnach in der Lage zu sein, sich therapeutische Prozeduren – mitsamt den durch sie ausgelösten biologischen Reaktionen – merken und die gesamte Sequenz auch dann nochmals abrufen zu können, wenn die Prozedur nur noch als Ritual stattfindet. Die Schnittstelle zwischen der sozialen Erfahrung des Rituals und der ihr folgenden biologischen Reaktion ist auch hier der Präfrontale Cortex. Warum kombinieren wir die Heileffekte guter Arzt-Patienten-Kommunikation nicht mit den Potenzialen der evidenzbasierten Medizin?

Die Aktivierung des »inneren Arztes« im Patienten

Der Präfrontale Cortex des Patienten ist eine einzigartige Schaltstelle mit erheblicher Bedeutung für die Erhaltung und Wiederherstellung der Gesundheit. Einerseits ist er der Sitz der Fähigkeit zur Selbststeuerung, deren Bedeutung für die Gesundheit sich, wie wir sahen, nicht nur aus einer gesunden Lebensführung, sondern auch aus der Möglichkeit ergibt, nachgeordnete Organsysteme in massiver Weise – positiv oder negativ – zu beeinflussen. Der Präfrontale Cortex, das neurobiologische Korrelat der Selbststeuerung, beheimatet somit sozusagen einen inneren Heiler oder inneren Arzt. Dieser innere Arzt des Patienten ist der Kommunikation mit dem tatsächlichen, sozusagen äußeren Arzt des Patienten zugänglich. Bei Menschen mit schweren Erkrankungen ist der innere Arzt massiv geschwächt. Bei manchen war seine Schwächung bereits ein Teil der Vorgeschichte der Erkrankung. Daher bedürfen die Selbstheilungspotenziale des Patienten spätestens dann, wenn eine Erkrankung tatsächlich eingetreten oder eine ernste Diagnose gestellt ist, einer ärztlichen Visite durch den realen äußeren Arzt. Ein weitverbreiteter Mangel des derzeitigen Medizinsystems besteht darin, dass sich niemand für den inneren Arzt des Patienten interessiert[166]. Anstatt ihn – im Gespräch mit den Patienten – aufzusuchen, ihn für die besten schulmedizinischen Ansätze zu gewinnen und ihn zur zentralen Figur des Heilprozesses zu machen, wird versucht, die Therapien an ihm vorbei durchzuziehen. So werden nicht nur Therapieeffekte eingebüßt. Die Schulmedizin verliert damit auch viele Patienten an paramedizinische Anbieter.

Wie also kann man die geschwächten Selbstkräfte des Patienten aufsuchen und aktivieren? Häufig verpassen Ärzte die Kontaktaufnahme mit dem inneren Arzt ihrer Patienten, weil sie zu schnell, sozusagen mit der Brechstange zu den Befunden durchstoßen wollen. Ein solches Vorgehen ist nur im Notfall, zum Beispiel bei schweren Unfällen oder wenn eine lebensbedrohliche Situation angenommen werden muss, gerechtfertigt. Der in der gleichnamigen Fernsehserie vorgeführte Stil eines Dr. House ist alles andere als ein Vorbild guter Medizin, er ist das Fallbeispiel eines intelligenten Psychopathen. Natürlich sucht jeder gute Arzt bei seinen Patienten nach objektiven Befunden, um sie alsbald zu einer Diagnose zusammenzufügen und dann unverzüglich mit der Behandlung zu beginnen. Da der innere Arzt des Patienten aber spätestens nach der Stellung der Diagnose mit im Boot sein sollte, sollte man das Gespräch mit ihm von Anfang an suchen. Wie kann dies geschehen? Ärzte sollten bereits dann, wenn sie mit dem Patienten im Erstgespräch sind, auf seine Grundstimmung und auf die innere Haltung achten, die der Patient sich selbst und seinen Beschwerden gegenüber einnimmt. Manche Patienten sind, bisweilen ohne hinreichenden Grund, überängstlich. Andere neigen, auch dies gelegentlich ohne hinreichenden Grund, zur Bagatellisierung.

Bei ängstlichen Patienten kann eine anteilnehmende, beruhigende Haltung den Arzt in Kontakt mit seinem Patienten bringen. Bei bagatellisierenden Patienten, die ihren inneren Arzt sozusagen leichtfertig entlassen haben und einem ungesunden Lebensstil folgen, kann eine freundliche, empathische Nachfrage des Arztes nach der nicht wahrgenommenen Selbstfürsorge im Patienten einen ersten Denkprozess anstoßen und zu einer Kontaktaufnahme mit seinem verstoßenen inneren Arzt führen. In den meisten Fällen begegnet dem realen, äußeren Arzt im Patienten ein verzagter, mutlos gewordener innerer Arzt. Die meisten schwer erkrankten Menschen leiden an einem geschwächten Selbstgefühl, haben kein Vertrauen in die eigenen Kräfte und hegen Zweifel an der Möglichkeit, zu einem gesunden oder lebenswerten Leben zurückfinden zu können. Entscheidend ist, dass der Arzt von Anfang an Zugang zur inneren Grundhaltung seiner Patienten findet. Mit dem eigenen Auftreten sollte jeder Arzt und jede Ärztin jene Haltungen ins Spiel bringen, zu denen wir auch den inneren Arzt des Patienten hinführen wollen, zu Achtsamkeit und liebevoller Selbstfürsorge, zu diszipliniertter Lebensführung und zu der Zuversicht, dass sich auch angesichts einer ernsten Diagnose ein lebenswertes Leben führen lässt.

Der Einfluss des ärztlichen Wortes auf die Selbststeuerung des Patienten

Der Grund für die biologischen Wirkungen, die Worte anderer Menschen in uns auslösen können, ist die bereits im zweiten Kapitel dargestellte, im Präfrontalen Cortex verortete neurobiologische Koppelung zwischen Ich und Du. Andere Menschen sind, vor allem wenn sie uns nahestehen oder für uns aus anderen Gründen bedeutsam sind, wie schon erwähnt, im Präfrontalen Cortex unseres Gehirns neuronal repräsentiert[167]. Ebenfalls dort repräsentiert sind die inneren Vorstellungen und Bilder, die wir von uns selbst haben. Beide Repräsentationen stehen neuronal miteinander in Verbindung und können sich beeinflussen. Zugleich hat der Präfrontale Cortex, wie ich dargestellt habe, prinzipiell die Möglichkeit, wichtige nachgeschaltete biologische Systeme des eigenen Körpers zu beeinflussen. Ob er diese Möglichkeit auch ausüben kann, vor allem aber *wie* er sie ausübt, wird in erheblichem Maße von den Mitteilungen beeinflusst, die uns von außen zufließen und die – über die neuronale Koppelung zwischen Ich und Du – den Weg in unseren Körper finden. Behandelnde Ärzte sind für Patienten meistens sehr bedeutsame Personen, ihre Ansagen haben daher große Kraft. Besteht zwischen Arzt und Patient ein Vertrauensverhältnis, erhöht dies das Potenzial des ärztlichen Wortes. Empathische Ärzte, die sich nicht nur für die objektiven Messwerte, sondern auch für die innere Situation des Patienten interessieren, gewinnen auch dessen Vertrauen und damit einen verbesserten Zugang zu ihren Kranken.

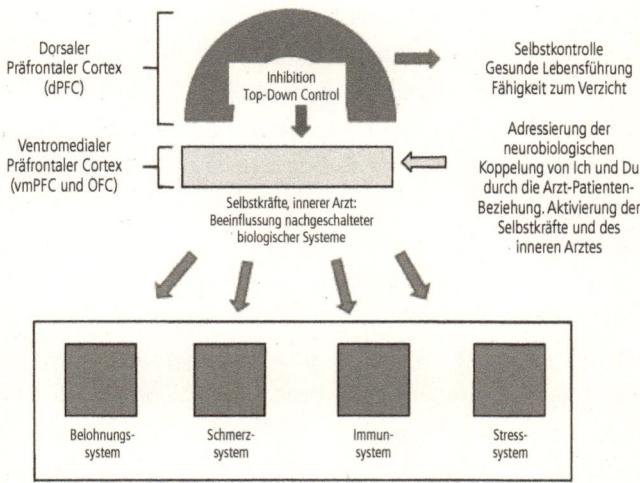

Die Bedeutung des Präfrontalen Cortex für die Erhaltung oder Wiederherstellung der Gesundheit ergibt sich zum einen aus seiner Fähigkeit zur Selbstkontrolle, einer im oberen, dorsolateralen Teil (dlPFC) verorteten Funktion. Die Fähigkeit zur Selbstkontrolle ist Voraussetzung für eine gesunde Lebensführung. Daneben besitzt der PFC die nachgewiesene Fähigkeit, positiven oder negativen Einfluss auf nachgeschaltete biologische Körpersysteme zu nehmen, unter anderem auf das Belohnungssystem (Freisetzung von Motivationsbotenstoffen), auf das Schmerzsystem, das Immunsystem und das Stresssystem. Zugang zum inneren Arzt kann der äußere, reale Arzt über das empathische Arzt-Patienten-Gespräch finden. Die neuronale Koppelung zwischen Ich und Du öffnet ihm dazu, allerdings nur, wenn er den Patienten empathisch anspricht, eine Zutrittsmöglichkeit. Haltungen des Arztes gegenüber der Erkrankung des Patienten können sich auf das Selbstgefühl und die Haltung des Patienten übertragen.

Zu den Ansagen des Arztes, die beim Patienten Wirkung zeigen, gehört nicht nur, *was* der Arzt sagt, sondern auch *wie* er es sagt. Sprache und Körpersprache bilden eine Einheit, und oft verrät die Körpersprache – dies gilt sowohl für den Arzt als auch für den Patienten – mehr als das mit Worten Gesagte[168]. Daher sollte der Arzt seinen Patienten im direkten und im tieferen Sinne des Wortes nicht nur »sehen«, sondern sich auch bewusst sein, dass er, in diesem Sinne, gesehen wird. Fehlender Blickkontakt, Zeitnot und hektische Ungeduld oder der fortwährende Blick auf den Bildschirm des Praxiscomputers vermitteln dem Patienten eine ärztliche Haltung, die sich auf die Einstellungen, die der Patient dann zu sich selbst einnehmen wird, überträgt. Ein Arzt, der will, dass Patienten auf sich achten und gesund leben, muss den Patienten Zugewandtheit und Fürsorge spüren lassen.

Ärzte können eine dem Patienten zugewandte Haltung nicht nur durch die Art, wie sie das Gespräch führen, spürbar werden lassen, sondern auch durch die Art, wie sie den Patienten körperlich untersuchen. Der körperliche Befund sollte keine Routinemaßnahme im Schnelldurchlauf sein. Sie kann, wenn der Patient sich beachtet und seinen Körper – mit dem viele kranke Menschen Schamgefühle verbinden – angenommen fühlt, dem Aufbau von Vertrauen dienen. Oft zählen, wenn es um die Vermittlung einer zugewandten Haltung geht, Kleinigkeiten. Dazu nur ein Beispiel: Viel besser, als nach dem Abhören der Lungen dem Patienten zu sagen, er habe »Nichts«, hört es sich an, ihm zu sagen: »Ihre Lungen sind sehr gut belüftet«. Den abgehörten Herzschlag kann man mit dem Wort »Alles normal« oder »Da ist nichts« abhaken, man könnte dem Patienten aber ebenso auch sagen »Ihr Herz schlägt kräftig und regelmäßig, auch die Herzklappen sind voll in Ordnung«. Derartige Ansagen können, vor allem bei Menschen mit einer ängstlichen Grundhaltung, bereits ein Teil der Heilmaßnahmen sein, sie ersparen jedenfalls Beruhigungsmittel oder Antidepressiva. Doch Diagnosen sind leider nicht immer leicht oder gutartig.

Die Diagnose – Teil der Lösung oder Teil des Problems?

Jedes Jahr erhalten in Deutschland knapp 500 000 Menschen die Diagnose einer Krebserkrankung. An schweren Erkrankungen des Herzens und des Kreislaufs, die auf Platz eins der Todesursachen stehen, sterben hierzulande jährlich mehr als 300 000 Menschen. Wie teilen Ärzte in diesen Fällen Diagnosen mit, und was richten sie damit an? Auch hier zeigt sich die ganze – segensreiche oder fatale – Macht des ärztlichen Wortes. Die Art, wie der Arzt dem Patienten eine Diagnose mitteilt und welche Haltung er zur diagnostizierten Krankheit einnimmt, ist von erheblicher Bedeutung für den weiteren Verlauf des Geschehens. Denn die Weise, wie der Arzt die von ihm diagnostizierte Krankheit interpretiert, überträgt sich auf den Patienten und hat Folgen. Ärzte, die im Rahmen ihrer Ausbildung gelernt haben, Gesundheitsstörungen als rein biologisches Geschehen zu betrachten, scheinen gegenüber ihren Patienten, wie Studien zeigen[169], weniger Empathie zu entwickeln. Unempathische Ärzte wiederum finden keinen Zugang zu den Selbstheilungspotenzialen ihrer Patienten und bleiben in ihren Ergebnissen hinter dem zurück, was eine moderne ganzheitliche Medizin leisten könnte.

Patienten, die an objektiv vergleichbaren schweren Herzerkrankungen leiden und sich gleichartigen Eingriffen am Herzen unterziehen müssen, haben individuell sehr unterschiedliche Einschätzungen, wie sich ihr weiteres Leben gestalten wird. Diejenigen, die sich selbst eine gute Prognose geben und glauben, dass sie trotz einer gegebenen Beeinträchtigung künftig ein lebenswertes Leben führen können, haben in der Folgezeit objektiv weniger schwere Komplikationen. Diese Patienten erreichen nach Abschluss der Behandlung auch ein objektiv höheres Maß von körperlicher Fitness und sind während der nachfolgenden zehn Jahre von einer signifikant geringeren Mortalität betroffen[170]. Zusammenhänge dieser Art zeigen sich bei so gut wie allen Krankheiten. Wie mobil und schmerzfrei Patienten ein Jahr nach einem Kniegelenksersatz sind, hat vor allem damit zu tun, wie die Betroffenen vor der Operation ihre Zukunft einschätzten[171]. Ähnliche Beobachtungen machen auch Krebsärzte bei vielen ihrer Patienten. Wie Menschen ihre Krankheit einschätzen, hat eine nachhaltige Wirkung auf die Selbstheilungskräfte des inneren Arztes. Bestandteil guter Medizin muss es daher sein, die Einschätzungen des Patienten gegenüber seiner Krankheit zu besprechen und seine Zuversicht zu stärken.

Krankheiten, allen voran Erkrankungen des Herzens und Krebserkrankungen, nehmen selbst dann in hohem Maße unterschiedliche Verläufe, wenn jeweils ein gleich schwerer objektiver Befund vorliegt. Ich habe Patienten mit schwersten Beeinträchtigungen des Herzen rasch sterben, aber auch jahrelang weiterleben sehen. Viele Patienten mit Tumoren, die nach Lehrbuch ein Weiterleben von maximal zwei Jahren zu erwarten hatten, haben viele Jahre ein lebenswertes Leben geführt. Viele Tumore können vom Körper jahrelang in

Schach gehalten, in Einzelfällen sogar beseitigt werden. Der Grund dafür sind die in hohem Maße unterschiedlichen Abwehr- und Selbstheilungskräfte im Körper des Patienten, die ich als den inneren Arzt des Patienten bezeichnet habe. Wichtig ist bereits das, was im Moment der Diagnosestellung passiert. Dieser Moment ist eine in jeder Beziehung kritische und den weiteren Verlauf der Erkrankung stark beeinflussende Situation. Diagnosen einer schweren, chronischen Erkrankung erschüttern den Patienten. Sie lösen in der Regel eine Krise aus. Krisen sind nicht nur eine Belastung, sondern können auch eine einzigartige Chance darstellen, indem sie ein Gelegenheitsfenster öffnen. Eine Krise macht den Patienten nicht nur für eine ihm jetzt angebotene ärztliche Unterstützung besonders zugänglich, sondern erzeugt in ihm auch eine besondere – vorher und nachher so nicht mehr anzutreffende – Bereitschaft, das eigene Leben zu ändern und seine Selbstfürsorge zu intensivieren.

Im kritischen Moment der Diagnosestellung kommt es auf eine ärztliche Haltung an, die unabhängig von der Schwere der Diagnose deutlich machen sollte, dass eine Erkrankung kein passiv hinzunehmendes Schicksal ist, sondern eine Herausforderung, welcher der Patient – mit Begleitung und Unterstützung des Arztes – seine Selbstheilungskräfte entgegenstellen kann. Weder die Diagnose noch ihr Ernst sollten dem Patienten vorenthalten werden. Düstere Zukunftsprognosen und die anmaßende Ansage von Überlebenszeiten sind jedoch weder gerechtfertigt noch hilfreich. Eine Ausnahme bilden Situationen vor einem unmittelbar absehbaren Tod. Ein zweiter Aspekt, der im Moment der Diagnosestellung von Bedeutung ist, betrifft das Bündnis zwischen den Selbstheilungskräften des Patienten und evidenzbasierten schulmedizinischen Maßnahmen. Alle pharmakologischen, radiologischen, operativen oder anderweitigen therapeutischen Maßnahmen sollten, so weit sie evidenzbasiert, also in ihrer Wirksamkeit erwiesen sind, zur Anwendung kommen. Die Anwendung dieser Therapien sollte aber nicht mit einer Entmündigung des Patienten verbunden sein[172]. Der innere Arzt des Patienten kann nur im Spiel gehalten werden, wenn der Patient in vollem Umfang informiert ist und versteht, warum welche Therapien mit welchen Zielvorstellungen eingesetzt werden. Eine – vielleicht gut gemeinte – Haltung à la »Überlassen Sie das einfach uns, Sie brauchen sich darum nicht zu kümmern« bedeutet eine Entmündigung und Schwächung der Selbstheilungskräfte. Auch in Situationen, in denen der Patient für eine Einbeziehung definitiv zu schwach ist und tatsächlich geschont werden muss, sollte man ihm zumindest liebevoll und ausführlich erklären, wann man was macht und warum. Dies gilt auch für Intensivpatienten, auch dann, wenn sie beatmet oder nicht voll bei Bewusstsein sind. Ein dritter Aspekt, der im Moment der Diagnosestellung von Belang ist, betrifft den Beitrag, den der Patient selbst leisten kann, um seine Abwehrkräfte in der Auseinandersetzung mit der Krankheit zu stärken. Jede Krankheit ist ein Aufruf an den Patienten, die Selbstfürsorge zu intensivieren und gesund zu leben.

6

HOHEITSGEBIET DER SELBSTSTEUERUNG: DIE PERSÖNLICHE GESUNDHEIT

KEIN BEDARF AN MORALAPOSTELN – EIN JEDER NACH SEINER FASSON!

Kern der Selbststeuerung ist die Freiheit. Ihre Einengung durch äußere oder innere Zwänge ist ein dem freien Willen entgegengesetztes Vorhaben. In einer Welt, deren Freiheitsgrade ohnehin abnehmen, stoßen Moralapostel, die dem Fundus schon vorhandener Regeln noch ihre eigenen hinzufügen wollen, auf keine Sympathie. Moralapostel sind eine wissenschaftlich nicht unerforschte Spezies. Über sie durchgeführte Untersuchungen haben, vom fehlenden Bedarf nach weiteren Vorschriften einmal abgesehen, einen zusätzlichen Grund zutage gefördert, warum wir ihnen gegenüber kritisch eingestellt bleiben sollten. Menschen, die sich darin gefallen, sich vor anderen als Vertreter irgendeiner Moral zu gebärden, unterliegen einem als »moral licensing« – zu Deutsch in etwa: Prinzip des moralischen Freibriefs – bezeichneten Mechanismus, was bedeutet, dass sie sich an anderer Stelle umso unmoralischer verhalten, vermutlich als eine Art unbewusste Ausgleichsmaßnahme. Mein Ziel ist es nicht, Menschen davon abzuhalten, sich ungesund zu ernähren, zu rauchen, Alkohol zu trinken oder keinen Sport zu treiben. Tatsächlich ist die Vorstellung, alle Menschen befolgten diese Maßregeln, dazu geeignet, mir den Angstschweiß auf die Stirn zu treiben. Allerdings würde mich die Vorstellung, alle Menschen täten konsequent das Gegenteil, auch bedrücken, nicht nur aus ästhetischen Gründen, sondern auch der dann absehbar ins Unermessliche steigenden Gesundheitskosten wegen. Ich finde es jedenfalls wunderbar, in einem freien Land zu leben, in dem es jedem selbst überlassen bleibt, nach seiner Fasson selig zu werden.

Sinn und Zweck dieses Kapitels sei es, durch eine Darstellung wissenschaftlich gesicherter Fakten die Freiheitsgrade deutlich zu machen, die es uns erlauben, durch die Gestaltung unserer persönlichen Lebensgewohnheiten Einfluss auf die Gesundheit zu nehmen, auch dann, wenn wir bereits mit einer Erkrankung konfrontiert sind. Das Ausmaß, in dem wir durch unsere Lebensstile unsere Gene, die Biologie unseres Körpers und damit unsere Gesundheit steuern können, war vor wenigen Jahren noch unvorstellbar. Mir völlig fremd ist dabei der immer wieder geäußerte Gedanke, mit einer Darstellung von Gesundheitsrisiken sei eine Schuld-Sühne-Philosophie verbunden, die Erkrankten – zumindest unausgesprochen – eine Schuld an ihrer Krankheit auflaste. Ich habe in meinem beruflichen Leben viele schwer kranke Patienten, darunter auch viele Herz- und Krebspatienten, behandelt und wäre nie auf die Idee gekommen, dafür nach einer Schuld zu suchen. Ich habe in den letzten Jahren einige enge Freunde und gute Bekannte, darunter jahrelange starke Raucher und anderweitig ungesund lebende, verloren und wäre nie dem Gedanken verfallen, ihnen ihre tödliche Erkrankung anzulasten. Ihnen ist dieses Buch gewidmet. Ich hätte sie allerdings gerne länger an meiner Seite gehabt und mich unendlich darüber gefreut, wenn es ihnen gelungen wäre, die Kraft aufzubringen, selbst mehr dafür zu tun, um vielleicht länger unter uns weilen zu können. Eine schwere Erkrankung ist nicht die Zeit für die völlig unsinnige Suche nach Schuld, sondern eine Chance für einen Aufbruch, der – nicht nur für den Betroffenen, sondern auch für seinen Arzt – zu einer der spannendsten Erfahrungen führen kann, die das Leben zu bieten hat.

Wie Beziehungen und Lebensstile unsere Gene steuern

Gene steuern nicht nur, sie werden auch gesteuert. Gene sind nicht »egoistisch«, sondern Kooperatoren und Kommunikatoren[173]. Sie stehen in einem ständigen molekularen Dialog mit Signalen[174], die ihnen aus ihrer Umgebung entgegenkommen. Alles, was wir tun oder erleben, hat die Aktivierung – oder auch die Inaktivierung – bestimmter Gene zur Folge. Jede Mahlzeit führt zur Aktivierung zahlreicher Gene, vor allem im Magen, in der Leber, in der Bauchspeicheldrüse und im gesamten Darm. Auch körperliche Bewegung zieht Veränderungen der Genaktivität nach sich. Zu den neben der Nahrung stärksten Genaktivatoren zählen seelische Erlebniseindrücke, die sich im Zusammenhang mit zwischenmenschlichen oder sozialen Erfahrungen ergeben. Geistige Anregungen oder Herausforderungen, welche die Bewältigungsmöglichkeiten des Organismus nicht überfordern, aktivieren Gene von Nervenwachstumsfaktoren[175], die im Gehirn nicht nur das Wachstum und die Vermehrung von

Nervenzellen veranlassen können, sondern auch die Vermehrung der sogenannten Synapsen, also der Kontaktstellen zwischen Nervenzellen. Kinder, die anregende, unterstützende Bezugspersonen in ihrem Umfeld haben und sich kreativ entfalten können, zeigen eine objektiv messbar bessere Gehirnentwicklung als Kinder, die hier einen Mangel erleben[176]. Der Zusammenhang zwischen unserem sozialen Umfeld und der Mikroarchitektur unseres Gehirns bleibt auch im Erwachsenenalter erhalten.

Längere Zeit anhaltende Überforderungen, denen wir auch bei Aufbietung aller Kräfte nur mit Mühe oder gar nicht gewachsen sind, haben Genaktivierungen zur Folge, die das Immunsystem schwächen und dem Gehirn sowie der allgemeinen körperlichen Gesundheit abträglich sind. Im Zentrum solcher Negativreaktionen steht ein Stressgen[177]. Alles, was uns stark beansprucht, Angst macht oder überfordert, wird wenige Sekunden nachdem das Gehirn die Situation wahrgenommen hat, mit einer Aktivierung dieses Stressgens beantwortet. Stress ist nicht immer schlecht, im Gegenteil, er bereichert unser Leben und motiviert uns, unsere Fähigkeiten zu verbessern. Entscheidend dafür, dass er uns guttut, ist, dass wir ihm am Ende gewachsen bleiben. Sobald das Gehirn erkennt, dass eine schwierige Situation bewältigt worden ist, wird ein Antistressgen aktiviert[178], welches das oben genannte Stressgen wieder zur Ruhe bringt. Menschen, die in der Frühphase des Lebens einem starken Mangel an Fürsorge ausgesetzt waren, können dieses Antistressgen schlechter als andere aktivieren und sind bei Stress im späteren Leben daher jedes Mal einer viel stärkeren Belastung ausgesetzt als andere. Gute spätere Erfahrungen, sei es im Beziehungsleben oder aufgrund einer Psychotherapie, können derartige Störungen der Genregulation – zumindest teilweise – reparieren. Der Prozess der Genregulation spielt nicht nur in der Kindheit eine Rolle, er begleitet uns durch unser ganzes Leben. Alles, was wir im sozialen Umfeld erleben, verändert die Regulation unserer Gene und die Feinstrukturen unseres Gehirns. Da wir selbst mitentscheiden können, wie wir leben und welche sozialen Kontakte wir pflegen, eröffnet sich damit für den freien Willen und unsere Möglichkeiten zur Selbststeuerung ein weites Feld.

Krebs und Krankheiten von Herz und Kreislauf: Begünstigungs- und Schutzfaktoren

Stress erleben kann nicht nur der Gesamtorganismus des Menschen. Auch jede einzelne der Milliarden von Körperzellen, die unsere Organe bilden, aus denen dann wiederum unser Körper besteht, kann Stresserfahrungen machen. Radioaktive Strahlung, Röntgenstrahlen, harte UV-Strahlung, zahlreiche Chemikalien, Asbestfasern, Teerprodukte und Alkohol, aber auch eine Reihe von Inhaltsstoffen in Lebensmitteln sind für Zellen Stressoren. Bei schwerem oder chronischem Zellstress dieser Art kann zweierlei passieren. Stressoren können – vor allem während der Phase der Zellteilung[179] – zu einer direkten Schädigung, zum Beispiel zu Brüchen im Erbgut und auf diesem Wege zu einer Entartung von Zellen führen. Die andere Variante besteht darin, dass eine Zelle, die ihren Stressor als existenziell bedrohlich empfindet, damit beginnt, das eigene Erbgut aktiv umzubauen[180]. Der evolutionäre Sinn dieser Reaktion besteht darin, dass die Zelle versucht, sich durch eine Selbstveränderung vor dem Untergang zu retten. Wenn ihr das allerdings gelingt, kommt es meistens zu einer bösartigen Entartung. Was in diesem Falle also die Zellen rettet, kann den Organismus das Leben kosten. Wenn sich das Immunsystem des Körpers mit Krebszellen auseinandersetzen muss, hat es dabei keine schlechten Karten, denn es kann Tumore in Schach halten. Psychische Stressoren, Übergewicht, Alkohol, Rauchen und ein Mangel an Bewegung schwächen das Immunsystem, ein gesunder Lebensstil und gute zwischenmenschliche Beziehungen stärken es. Wie die Auseinandersetzung mit Krebszellen verläuft, hängt also nicht nur von der Bösartigkeit der Tumorzellen ab, sondern auch von der Stärke des Immunsystems und davon, was der Betroffene tut, um eine weitere Zufuhr von Krebsgiften in seinen Körper zu unterbinden und sein Immunsystem zu stärken.

Nicht alle Krebsauslöser unterliegen unserem persönlichen Einfluss. Einige wichtige aber tun es. Zu den stärksten krebsauslösenden Zellstressoren, auf die wir aufgrund unseres freien Willens und unserer Selbstbestimmung Einfluss nehmen können, gehört das Rauchen. Es ist für 30 Prozent aller Krebserkrankungen verantwortlich und keineswegs nur für den Lungenkrebs, sondern auch für Tumore der Brust, der Unterleibsorgane der Frau, des Darms, der Bauchspeicheldrüse und für Leukämien[181]. Das Lungenkrebsrisiko erhöht sich bei Rauchern um das bis zu über 20-Fache. Die Hälfte aller Raucher stirbt vorzeitig am Rauchen. Auch Alkohol ist ein erwiesener Zellstressor und ein Risikofaktor für sämtliche Krebsarten selbst dann, wenn er nur in mäßigen Dosen konsumiert wird[182]. Wissenschaftlich als Krebsrisikofaktor identifiziert ist außerdem Fleisch[183]. Der am Deutschen Krebsforschungszentrum Heidelberg tätige Nobelpreisträger Harald zur Hausen geht davon aus, dass über 20 Prozent aller Krebserkrankungen durch die Aufnahme von fremdem Erbgut verursacht sind, welches wir uns vor allem durch Fleisch einverleiben, da dieses häufig mit – für Tiere oft unschädlichem – viralem Erbgut belastet ist. Studien zeigen jedenfalls, dass Personen, die ihre Ernährung umstellen und den Anteil pflanzlicher Nahrungsmittel an ihrer Ernährung erhöhen, ihr Krebsrisiko senken[184]. Gesundheitsdienlich ist nicht nur eine Reduktion des Fleisch-, sondern, wie neuere Studien zeigen, auch des Milchkonsums[185]. Nicht nur die Qualität, auch die Menge dessen, was wir essen, zählt, da auch das Übergewicht per se ein erhöhtes Tumorrisiko bedeutet[186] und das Leben verkürzt[187]. Fast alle Faktoren, die vor Krebserkrankungen schützen, vor allem der Verzicht auf das Rauchen, die Vermeidung von Übergewicht und körperliche Bewegung, schützen zugleich auch vor Krankheiten des Herzen und des Kreislaufs.

Haben Gewohnheitsmenschen und Suchtgefährdete keinen freien Willen?

Es bleibt das Recht eines jeden, sich bewusst für einen Lebensstil zu entscheiden, der mit erhöhten Krankheitsrisiken verbunden ist, jedenfalls solange andere, zum Beispiel Partner oder Kinder, nicht in dieses Risiko mit hineingezogen werden. Viele Menschen fühlen sich aber mit einer Lebensweise, von der sie wissen, dass sie diese am Ende mit hoher Wahrscheinlichkeit mit Krankheitsjahren bezahlen müssen, nicht wohl[188]. Was Menschen lähmt, die Gewohnheitspfade ungesunder Lebensstile zu verlassen, ist zum einen der ihnen durch den Alltag auferlegte Stress[189], zum anderen ein Zustand innerer Lähmung namens Depression – wobei hier nicht nur die psychiatrische Diagnose im engeren Sinne gemeint ist. Stress und Depression üben eine zweifach negative Wirkung aus. Zum einen hemmen sie, da sie das Stresssystem und dessen Gene aktivieren, das körpereigene Immunsystem und behindern es in seiner Rolle als Krebspolizei. Zum anderen lähmen sie die psychische Energie, die Menschen brauchen, wenn sie eingefahrene Routinen – und erst recht suchtartige Verhaltensgewohnheiten – verlassen wollen. Vor dem Hintergrund ihrer mehrfach negativen Wirkung wird verständlich, warum wissenschaftliche Untersuchungen belegen, dass sowohl der Stress als auch die Depression das Risiko für Krebs ebenso wie jenes für Herz-Kreislauferkrankungen erhöhen und die Lebenszeit verkürzen[190].

Stress und Depression auf der einen Seite und ungesunde, mit suchtartigen Verhaltensgewohnheiten verbundene Lebensstile andrerseits bilden einen Teufelskreis. Der Genuss eines kalorienhaltigen Snacks, einer Zigarette oder eines alkoholischen Getränks wird zwar in der Absicht vollzogen, aktuell erlebten Stress zu reduzieren. Tatsächlich aber resultieren Übergewicht, Nikotinabhängigkeit und der regelmäßige Konsum von Alkohol in einem Mehr an Depression[191]. Entgegen der mancherorts verbreiteten Auffassung, man müsse neben jeden Menschen, der ein Problem zu lösen hat, einen Psychiater oder Sozialarbeiter stellen, kann ein freier Willensentschluss durchaus aus dem genannten Teufelskreis herausführen, wie entsprechende Untersuchungen zeigen. Die übergroße Mehrheit derjenigen, die sich entschlossen haben, dem Rauchen oder dem regelmäßigen Konsum von Alkohol zu entsagen, tut dies aus freien Stücken und ohne therapeutische Hilfe. Weit über 90 Prozent der ehemaligen Raucher und mehr als drei Viertel derer, die sich an regelmäßigen Alkoholkonsum gewöhnt hatten, wurden ohne fremde Hilfe abstinent[192]. Auch abstinent gewordene Cannabisabhängige und pathologische Spieler vollzogen den Schritt in mehr als 80 Prozent der Fälle ohne therapeutische Hilfe[193]. Wer den ersten Schritt des Ausstiegs vollzogen hat, erlebt ein massiv verbessertes Lebensgefühl[194]. Abstinente genießen das Leben mehr denn je, entgegen weitverbreiteten Legenden über einen angeblichen Verlust der Lebensfreude bei Menschen, die sich von ungesunden Lebensgewohnheiten gelöst haben. Wer mit dem Rauchen aufgehört hat, erlebt, wie Untersuchungen zeigen, eine Verminderung depressiver Gefühle, die der Wirkung einer antidepressiven Pharmakotherapie entspricht.

Auch wenn der entscheidende Schritt zum gesunden Leben immer selbst getan werden muss: Durchhalten lässt sich der Weg weit besser, wenn man mit seiner Entscheidung nicht alleine auf weiter Flur steht, sondern sich sozialer Unterstützung, zum Beispiel durch Angehörige oder Freunde, erfreuen kann. Wir Menschen sind soziale Tiere, wir können ohne Verbundenheit mit anderen nicht leben. Die soziale Verbundenheit kann einen Einzelnen allerdings nicht nur auf einem guten Weg begleiten, sie kann ihn auch behindern. Was viele davon abhält, ungesunde Lebensstilmuster zu verändern, ist der Anpassungs- und Meinungsdruck vonseiten derer, mit denen man die bisherige Art des Lebens geteilt hat. Die Entscheidung zur Veränderung bedarf daher oft einer beachtlichen Dosis Zivilcourage. Viele Menschen, auch Medien, gefallen sich immer noch darin, Vegetarier lächerlich zu machen. Auch wer sich für die Alkoholabstinenz entschieden hat, setzt sich leicht dem Spott anderer aus. Es kann Mut erfordern, sich dem Meinungsdruck nicht zu beugen. Wo es im Umfeld an Willen fehlt, den Veränderungsschritt eines Einzelnen zu tolerieren, kann es sinnvoll sein oder notwendig werden, sich nach einem neuen Umfeld umzuschauen und sich eventuell einer anderen sozialen Gruppe anzuschließen. Ein entscheidender Aspekt des freien Willens ist jedenfalls die Fähigkeit, Nein zu sagen und nichts automatisch und nur deswegen zu tun, weil andere es erwarten[195].

Im Dienste des freien Willens – Die kognitive Trickkiste des Geistes

Um innere Automatismen, die uns zu bequemen, aber unklugen Verhaltensweisen verführen, besser zu widerstehen, kann sich der freie Wille einiger kognitiver Tricks bedienen, um die Oberhand zu behalten. Kehren wir nochmals zu jenen Kindern zurück, die Walter Mischels Forschergruppe vor einem verführerisch aufgetischten Marshmallow Platz nehmen ließ[196]. Die jeweilige Versuchsleiterin verabschiedete sich vom Kind mit der Ansage, das Kind könne den Marshmallow gleich essen. Es könne aber einen zweiten erhalten, wenn es sich überwinden könne, den ersten solange nicht zu essen, bis die Versuchsleiterin wieder zurückgekehrt sei. Die wartenden Kinder befinden sich in einem Konflikt. Ihr nach schneller Befriedigung ihres Appetits gierendes neurobiologisches Trieb- und Basissystem drängt darauf, den wehrlos daliegenden

Marshmallow im Mund verschwinden zu lassen. Der zu Vorschau und Klugheit befähigte Präfrontale Cortex des Kindes rät ihm, zu warten und sich dann mit einem zweifachen Genuss zu belohnen. Die Kinder befinden sich in einer Situation, wie wir Erwachsene sie im realen Leben tagtäglich erleben.

Was tun Kinder und was tun Erwachsene, um einer Versuchung zu widerstehen? Die dabei angewandten kognitiven Techniken unterscheiden sich entlang zunehmendem Alter[197]. Vierjährige lassen den vor ihnen liegenden Marshmallow während ihrer quälenden Wartezeit nicht aus den Augen – so als könnte er in einem Moment der Unaufmerksamkeit womöglich weglaufen. Das Objekt der Begierde permanent anzustarren, während man ihm doch gleichzeitig widerstehen muss, ist allerdings keine hilfreiche Strategie, es macht die Selbstbeherrschung unnötig schwer. Fünf- und Sechsjährige sind cleverer und wählen die gegenteilige Strategie. Sie verstecken das Objekt oder schauen bewusst in eine andere Richtung, um es nicht sehen zu müssen, eine durchaus sinnvolle Methode, die Psychologen erwachsenen Klienten mit Suchtproblemen unter dem Namen Stimuluskontrolle empfehlen: Wer mit dem Rauchen aufhören oder seinen Bierkonsum reduzieren möchte, sollte besser keine Stange Zigaretten im Schrank liegen und kein Sixpack im Kühlschrank stehen haben. Doch zurück zum Marshmallow. Wiederum etwas ältere Kinder lenken sich gezielt ab, um auf andere Gedanken zu kommen, fangen zum Beispiel an zu singen, andere führen Selbstgespräche und geben sich dabei Instruktionen, eine durchaus clevere Methode, die auch uns Erwachsenen nicht fremd ist. Ab dem etwa 8. Lebensjahr erwerben Kinder eine für die Selbstbeherrschung besonders interessante Fähigkeit.

Sie lernen, Dinge sozusagen mit anderen Augen zu sehen, aus dem lecker duftenden Marshmallow etwas irgendwie Neutrales zu machen, es zum Beispiel wie ein Gemälde zu betrachten. Mit dieser als Symbolisierung bezeichneten Geistesmethode wird ein heißes, verführerisches zu einem coolen Objekt, das mit Abstand betrachtet werden kann. Eine solche Abstandsgewinnung ist eine überaus erfolgreiche Methode, um zu ungesunden oder schädlichen Konsumprodukten innere Distanz zu gewinnen.

Verhaltensveränderungen durchsetzen und im Alltag verankern

Wie kann man überlegte und aus freiem Willen getroffene Entscheidungen – zum Beispiel Sport zu treiben oder das eigene Essverhalten zu steuern – auch gegen innere Beharrungs- oder Verführungstendenzen durchsetzen? Wegen ihrer hohen Effektivität internationale Beachtung gefunden hat eine von dem in Konstanz und New York lehrenden Psychologen Peter Gollwitzer entwickelte Methode. Die als Implementation Intentions – frei übersetzt: Strategie für die Umsetzung von Vorsätzen – bezeichnete Methode ist eine Art mentales Training[198]. Dabei kommt es darauf an, sich eine entscheidende, sehr konkrete Alltagssituation, in der ein beabsichtigtes Vorhaben umgesetzt werden soll, ganz genau – auch mit den sich voraussichtlich entgegenstellenden Hindernissen – vorzustellen. In diese Situation hinein wird nun, ebenfalls in Form einer sehr konkreten Vorstellung, die angepeilte Handlung eingefügt und mental durchgespielt. So wird nach Art eines geistigen Schlachtplans in eine bereits existierende Alltagssituation ein neues Verhalten implementiert. Man stellt sich zum Beispiel die Situation nach dem Aufstehen mit allen Aspekten des morgendlichen Umfeldes vor und plant konkret, wie die Joggingausrüstung oder die Yogamatte hervorgeholt wird, in welcher Dauer ein morgendlicher Lauf oder einige Yogaübungen durchgeführt werden und wie die Situation anschließend in den weiteren Alltag übergeht. Dieses Vorgehen lässt sich optimieren, wenn ihm ein sogenanntes Mental Contrasting vorangestellt wird, bei dem man sich einerseits ausführlich die positiven Folgen des angepeilten neuen Verhaltens darlegt, andererseits die sich der Erreichung des Ziels entgegenstellenden Hindernisse ungeschminkt vor Augen hält. Mit der Kombination aus Mental Contrasting und Implementation Intentions wurden überaus erfolgreiche Programme zur sportlichen Aktivierung, zur Gewichtsreduktion sowie zur Regulierung von Aufmerksamkeitsstörungen bei Kindern durchgeführt. Verhaltensänderungen sind möglich.

Krankheit als Herausforderung

Ungetrübte, von Krankheiten unbelastete Lebensfreude ist ohne Frage das schönste Geschenk, das einem Menschen vergönnt sein kann. Wer es besitzt, sollte es sorgsam bewahren. Doch lässt sich auch jenseits einer solchen Unbeschwertheit ein gutes Leben führen, mehr noch, es lassen sich überaus spannende Erfahrungen machen. Ein jahrelanges Leben am Traumstrand mag manchen gefallen, andere aber wollen gerade die Touren, die durch schwieriges Gelände geführt haben, nicht vermissen. Nicht wenige Menschen berichten, dass sie erst im Angesicht einer Krankheit begonnen haben, zu verstehen, worauf es im Leben wirklich ankommt. Auch wenn sich niemand eine Krankheit wünscht, so kann sie außer einer Belastung auch eine Chance sein. Ein Krebsleiden, ein Herzinfarkt oder eine schwere chronisch-entzündliche Erkrankung[199] bricht meistens unerwartet in das Leben ein. Die Diagnose trifft Menschen in der Regel völlig unvorbereitet und zudem oft in einem Moment, in dem die Betroffenen schon seit Längerem unter hoher Belastung stehen. Mit den ausschließlich negativen inneren Bildern und Erwartungen, die viele Kranke, aber auch Angehörige und Ärzte mit einer ernsten Diagnose verbinden, verbreitet sich oft ein Gefühl von Machtlosigkeit. Daher muss man sich in einer solchen Situation vor allem zwischenmenschliche Unterstützung besorgen und sich an Menschen orientieren, die einem helfen, nach vorne zu schauen. Die Erschütterung, die jede ernste Diagnose zunächst auslöst, kann dann zum Ausgangspunkt einer heilsamen Neuorientierung des Lebens werden.

Wie kommt es, dass schwere Erkrankungen, allen voran der Krebs, bei vielen einen Pessimismus und Fatalismus auslösen, der weit über das hinausgeht, was angesichts der objektiven Lage angebracht scheint? Es hat damit zu tun, dass wir, solange wir gesund sind, uns unbewusst einbilden, unsterblich zu sein. Wir alle, Mediziner eingeschlossen[200], verdrängen die Realität des uns unausweichlich bevorstehenden Todes. Wir tendieren dazu, diese unerfreuliche, ja brutale Tatsache von uns weg irgendwo hinzuschieben. Doch wohin? Um es nicht in unserer Nähe zu haben, verorten wir das Übel des Todes bei den Krebserkrankungen oder anderen schweren Leiden. Indem wir dies tun, erliegen wir der unbewussten Fantasie, uns selbst die Realität des Todes auf magische Weise vom Leibe halten zu können. Doch hat diese Strategie eine Kehrseite, die uns auf sehr unangenehme Weise einholen kann: Wenn uns irgendwann doch eine ernste Erkrankung – zum Beispiel ein Krebsleiden – einholt, müssen wir von der Seite der eingebildeten Unverwundbarkeit zur anderen Seite wechseln, von der wir zuvor meinten, nur hier herrsche der Tod, und für Hoffnung bestehe hier kein Anlass mehr.

Beide in unserem Unterbewusstsein wirkenden Fantasien sind irrational, sowohl die der Unverwundbarkeit des Gesunden als auch die des hoffnungslosen Abgrundes bei Vorliegen einer ernsten Erkrankung. Von Unverwundbarkeit kann auch im Zustand ungestört erscheinender Gesundheit keine Rede sein. Viele Menschen reißt der Tod – oft schon in jungen Jahren – unverhofft mitten aus dem Leben, ohne dass ihnen die Chance geboten wurde, sich mit einer Krankheit auseinanderzusetzen, und ohne die Möglichkeit gehabt zu haben, diese eventuell sogar überwinden zu können. Umgekehrt haben viele ernsthaft Erkrankte, vor allem wenn sie aufgrund der ihnen gestellten Diagnose ihr Leben verändern, entgegen allen Statistiken eine erstaunlich gute Prognose. Selbst bei schweren Formen von Krebserkrankungen werden völlig lehrbuchwidrig lange Verläufe, in Einzelfällen sogar Remissionen beobachtet[201].

Die Frage, welche Zukunft uns im Falle einer Erkrankung vergönnt ist, entscheidet sich nicht allein an der Diagnose, sondern, abgesehen von der Qualität der medizinischen Behandlung, vor allem an der Art, wie sich unser Körper mit einer aufgetretenen Erkrankung auseinandersetzt. Für die Stärkung der Selbstheilungskräfte kommt es darauf an, in sich den Zugang zum Potenzial der Selbststeuerung wiederzufinden. Die Fähigkeit des Körpers, sich mit einer Krankheit positiv auseinanderzusetzen, wird von Medizinern und Laien sträflich unterschätzt. Auch Krebserkrankungen können vom Körper in vielen Fällen in Schach gehalten werden. Tatsächlich tragen viele Menschen einen nicht erkannten Krebs im Körper, von dem sie bis zum Tode, der sie aus ganz anderen Gründen ereilt, nichts wissen. So weist die große Mehrzahl aller verstorbenen Männer einen Prostatakrebs auf, von dem die Verstorbenen vor ihrem Tode keine Ahnung hatten. Ganz allgemein scheint es eine hohe Rate nicht erkannter Tumore zu geben, die vom eigenen Körper offenbar über Jahre unter Kontrolle gehalten werden können[202]. Zwar scheinen flächendeckende Screeningprogramme, bei denen die gesamte Bevölkerung einer bestimmten Altersstufe untersucht wird, um bei Frauen einen Brust- und bei Männern einen Prostatakrebs frühzeitig zu erkennen, mehr Schaden als Nutzen zu stiften[203]. Dies sollte allerdings niemanden davon abhalten, sich regelmäßig einer persönlichen Vorsorgeuntersuchung zu unterziehen, um eine etwaige Brustkrebserkrankung, einen Darmtumor, einen Prostatakrebs oder eine andere Erkrankung ausschließen zu lassen. Je früher Tumorleiden, aber auch andere Erkrankungen erkannt werden, umso besser sind in der Regel auch die Heilungschancen.

Aufbruch und Stärkung der Selbst-Kräfte

Die Begegnung mit einer ernsten Diagnose ist einem unerwarteten Wetterwechsel auf hoher See nicht unähnlich. Wenn der Kapitän vor Angst gelähmt ist und das Kommando einer Mannschaft überlässt, die das Boot nicht kennt, kann ein plötzlich auftretender Sturm für ein Segelschiff den Untergang bedeuten. Fatale Folgen hätte angesichts plötzlicher heftiger Böen aber auch eine entgegengesetzte Haltung der Verharmlosung oder Sorglosigkeit. Nur wer den Ernst einer solchen Situation begreift, ohne in Panik zu verfallen, ist in der Lage, das Richtige zu tun, an Deck des eigenen Schiffes zu gehen, das Kommando zu übernehmen, alle vorhandenen Kräfte zu aktivieren und die Segel richtig zu setzen. Nicht anders liegen die Dinge, wenn einem Menschen eine ernste Diagnose gestellt wurde. Wer, von Angst gelähmt, auf jede Selbststeuerung verzichtet und alle Verantwortung für das Boot – in diesem Falle für den eigenen Körper – alleine den Ärzten überlässt, ist schlecht beraten.

Leider tragen viele Ärzte durch die Art, wie sie ihrem Patienten die Diagnose mitteilen und wie sie ihn beraten, dazu bei, dass Patienten in lähmende Angst verfallen und am liebsten von Bord gehen würden. Natürlich ist, so wie auf hoher See, im Falle einer ernsten Diagnose auch Sorglosigkeit völlig fehl am Platze. Beides ist fatal: Falsche Hoffnungen und falsche Hoffnungslosigkeit[204]. Es ist weder blauäugiger Optimismus noch Pessimismus, sondern die durch eine Diagnose ausgelöste produktive Krise, aus der sich die große Chance ergibt, die Segel richtig zu setzen und das Boot über Wasser zu halten. Jeder von einer ernsten Diagnose betroffene Patient[205] steht vor drei Herausforderungen, deren gemeinsames

Ziel es sein sollte, die Selbststeuerung und die im Präfrontalen Cortex sitzenden Kräfte der Selbstheilung zu aktivieren: Die erste besteht im Umgang mit den schulmedizinischen Aspekten der Erkrankungen, die zweite betrifft die Änderung des eigenen Gesundheitsverhaltens, die dritte Herausforderung besteht in der Zuwendung zur eigenen Person und in einer Stärkung der Selbstkräfte.

Unverzichtbar: Evidenzbasierte Medizin[206]

Am Beginn des Weges, den ein Patient nach Erhalt einer ernsten Diagnose geht, steht die Auseinandersetzung mit den medizinischen Aspekten der Erkrankung. Angesichts einer schweren Erkrankung wäre es unverantwortlich, auf schulmedizinische, hinsichtlich ihrer Wirksamkeit geprüfte Therapien zu verzichten. Dies darf jedoch nicht bedeuten, die Verantwortung und die Selbststeuerung aus der Hand zu geben und anstehende Entscheidungen allein den behandelnden Ärzten zu überlassen. Leider passiert dies aber allzu oft[207]. Patienten sollten ihren Ärzten daher sagen, dass ihnen daran liegt, voll informiert und in alle Entscheidungen einbezogen zu sein. Vor Ärzten, die dazu nicht bereit oder nicht in der Lage sind, sollte man sich hüten. Gute Praxen und Kliniken legen Wert darauf, ihre Patienten umfassend zu informieren und trainieren ihr Personal darin, wie man bei Vorliegen einer schweren Krankheit – bei allen Erkrankungen, vor allem aber bei Krebs – mit den Betroffenen das Gespräch führt[208].

Jede Krankheit ist anders, es gibt weder »den Krebs« noch »den Herzinfarkt«. Jeder Patient und jede Patientin sollte so weit möglich darüber Bescheid wissen, woran er oder sie leidet und wie sich die medizinische Situation in seinem Falle ganz individuell darstellt. Vor allem bei der Entscheidung für oder gegen eine Therapie sollte der Patient, falls er dazu in der Lage ist, nicht das Heft aus der Hand geben. Patienten sollten sich immer erkundigen, welche Alternativen zur Wahl stehen und was die jeweiligen Vorteile und Risiken unterschiedlicher Vorgehensweisen sind. Sie sollten wissen und verstehen, wie und warum eine bestimmte Therapie wirkt und was ihre Nebenwirkungen sind. Bei wichtigen Entscheidungen wie der Frage eines operativen Eingriffs, einer Chemotherapie oder einer Bestrahlung sollte wenn möglich nicht nur die Meinung *eines* Arztes oder *einer* Klinik, sondern eine *zweite Meinung* eingeholt werden – Patienten haben in Deutschland darauf sogar einen verbrieften Anspruch. Es stärkt die Selbstheilungskräfte, wenn Patienten bezüglich ihrer Krankheit Kompetenz entwickeln und das Behandlungsgeschehen bewusst und informiert begleiten. Gedrucktes Informationsmaterial oder Internetquellen können eine ergänzende Hilfe sein, das persönliche Gespräch mit dem Arzt aber nicht ersetzen. Behandlungen jeder Art wirken objektiv besser, wenn Patienten wissen, was genau gemacht wird und warum es gemacht wird, und wenn die Betroffenen von der Maßnahme voll überzeugt sind. Medizinische Prozeduren, bei denen eine Klinik, der Arzt oder Pflegekräfte dem Patienten, und sei es in vielleicht guter Absicht, das Heft aus der Hand nehmen, mindern die Erfolgschancen der Therapie.

Eine Behandlung, die ein Patient bewusst begleitet und von der er selbst überzeugt ist, ist erwiesenermaßen wirksamer als ohne sein Wissen und ohne seine innere Unterstützung durchgeführte Maßnahmen. Am wirksamsten sind Medikamente,

Operationen oder Bestrahlungen, wenn der Patient weiß, warum die Therapie stattfindet, und er von ihrer Richtigkeit innerlich überzeugt ist. Dazu müssen Ärzte die Behandlungsoptionen, die aus medizinischer Sicht zur Verfügung stehen, mit den Betroffenen besprechen. Die Fähigkeit zum erklärenden, freundlichen Gespräch gehört mindestens ebenso zur ärztlichen Kunst wie das Fachwissen. Einrichtungen, in denen dies nicht geschieht – oft deshalb, weil auf maximalen Profit ausgerichtete Klinikträger ihren Beschäftigten dazu keine Zeit geben[209] –, sollte man meiden. Information und Partizipation, verstehendes Wissen und aktive Beteiligung an den medizinischen Entscheidungen sind von grundlegender Bedeutung für den Heilungserfolg.

Krankheit als Anlass für Veränderung

Wir Menschen, jedenfalls viele von uns, scheinen erst einen Anlass, eine Krise zu brauchen, um die Potenziale verloren gegangener Selbststeuerung wiederzuentdecken. Wir sollten gesundheitliche Krisen als einen Weckruf sehen, mit dem uns der Körper eine Rückmeldung gibt. Jede Krankheit ist eine Chance, die Selbstfürsorge neu aufzustellen und die gesundheitlichen Potenziale der Selbststeuerung aufzurufen. Änderungen des Gesundheitsverhaltens bei bedrohlichen Erkrankungen können einen massiven Einfluss auf den Krankheitsverlauf haben. Hinweise zu gutem Gesundheitsverhalten sollten evidenzbasiert sein. Und das sind sie im Falle der Gewichtsreduktion, der Empfehlung zu täglicher Bewegung, des Verzichts auf Alkohol, Tabak und auf Fleisch[210].

Gesund zu leben bedeutet keineswegs, die Freuden des Lebens zu schmälern, sondern die wahren Genüsse des gesunden Lebens zu entdecken. Geschichten über ein entbehrungsreiches, freudloses Leben ohne Alkohol, Tabak und Fleisch gehören in das Reich der Mythen und Sagen. Wohl wissend, dass sich einige Kritiker die Chance, sich darüber lustig zu machen, nicht entgehen lassen werden, möchte ich von einem Selbstexperiment berichten. Ich war jahrelang Weinkonsument, habe fleischreiche Kost genossen und gelegentlich Zigarren geraucht. Glücklicherweise ohne ernsthaft erkrankt zu sein, habe ich, als ich vor zwei Jahren begann, dieses Buch vorzubereiten, die Probe aufs Exempel gemacht und meine Lebensweise radikal umgestellt, um herauszufinden, wie viel persönliches Unglück ich mir ohne Alkohol, Tabak und Fleisch einhandle. Erstaunlicherweise hat mir seit der Umstellung zu vegetarischer Kost das Essen noch nie so gut geschmeckt. Seit ich im normalen Alltag keinen Alkohol mehr trinke, habe ich ohne sonstiges Zutun abgenommen, fühle mich geistig fitter und schlafe besser. Den Verzicht auf Tabak konnte ich verschmerzen. Nichts geht mir über das Wohlgefühl nach einer Wanderung, nach einem Waldlauf, einer Fahrradexkursion oder nach einigen Bahnen im Schwimmbad. Bei alledem bin ich glücklicherweise undogmatisch geblieben, lasse Raucher qualmen, esse bei Einladungen auch einmal Fleisch und hebe, allerdings nur noch zu besonderen Anlässen, auch weiterhin ein Glas.

Das Leben neu entdecken: Die Zuwendung zur eigenen Person

Viele Menschen, welche die Diagnose einer ernsten Erkrankung erhalten haben, verspüren den Wunsch, sich einer Herausforderung zu stellen, die ihr Leben als Ganzes betrifft. Sie entdecken im Angesicht der Erkrankung einen zunächst nur sehr unbestimmten Wunsch, ein irgendwie echteres und intensiveres Leben zu leben. Viele fühlen sich in einer von ihnen bisher nicht erlebten Weise von der Öde eines einseitig konsumorientierten Lebens abgestoßen. Die Erkrankung scheint sie sensibilisiert zu haben für den Konformismus und die Langeweile unseres Alltags. Äußerungen dieser Art erreichen nur selten den Arzt, dafür aber umso häufiger das Ohr von psychosomatischen Ärzten oder von Psychotherapeuten, die den Patienten entweder im Rahmen psychoonkologischer Dienste in der Klinik aufsuchen[211] oder als Niedergelassene von seelisch belasteten Patienten in ihrer Praxis aufgesucht werden. Die Aufgabe von Psychologen, die mit von einer schweren Erkrankung Betroffenen arbeiten, besteht darin zu hören, was den Patienten innerlich bewegt. Dabei zeigt sich: Was viele Patienten beschäftigt, ist die Frage nach dem Selbst, nach ihrer Individualität und Identität. Viele drängt der Wunsch, mehr als bisher Selbst zu sein und dieses Selbst zu leben, anstatt gelebt zu werden. Wie ich deutlich gemacht habe, besitzt der Präfrontale Cortex, Sitz des Selbst, ein beachtliches gesundheitsförderndes Potenzial[212]. Daher sollte der Wunsch von an Krebs erkrankten Menschen, sich in grundlegender Weise mit dem Selbst und mit der eigenen Identität zu beschäftigen, unterstützt werden. Die Begegnung mit einer ernsten Erkrankung scheint eine Art Treiber zu sein, der die in jedem Menschen schlummernden, von der Mehrheit der Gesunden aber offenbar nicht beantworteten Fragen nach dem wahren Selbst, nach der eigenen Identität und nach einem erfüllten Leben an die Oberfläche bringt. Unter der Annahme, dass eine Arbeit an dieser thematischen Front Krebspatienten – und auch an anderen Erkrankungen Leidende – möglicherweise in ihrer Abwehrkraft stärken, zumindest aber das Leben qualitativ bereichern kann, wurden weltweit psychologische Angebote entwickelt, von denen ich nachfolgend zwei Ansätze, die mich besonders beeindruckt haben, kurz erwähnen möchte.

Die vom US-amerikanischen Arzt David Spiegel an der Stanford University entwickelte Supportive-Expressive Group Therapy – zu Deutsch: unterstützende und den Ausdruck von Gefühlen ermöglichende Gruppentherapie[213] – möchte es von einer Krebserkrankung betroffenen Teilnehmern ermöglichen, über ihre Gefühle zu sprechen, Ängste zu bewältigen, soziale Unterstützung durch andere Betroffene zu erfahren, Informationen auszutauschen und damit das Selbststeuerungspotenzial gegenüber der Krankheit zu stärken. Die Teilnehmer werden in diesen von Psychologen oder Ärzten geleiteten Gruppen auch darin unterstützt, die Kommunikation mit ihren behandelnden Ärzten zu verbessern, die persönliche Beziehung mit ihren Angehörigen zu klären und zu verbessern und werden bei entsprechendem Bedarf ermutigt, neue soziale Kontakte zu knüpfen. Über diese Anliegen hinaus werden die Teilnehmer dieser Gruppen dazu eingeladen, ihre persönliche Prioritätenliste, also das, was ihnen im Leben bisher wichtig war, zu überprüfen. Nützen solche Gruppen den von einer bedrohlichen Erkrankung betroffenen Teilnehmern? Dazu durchgeführte Studien zeigen eine deutliche

Verbesserung der immunologischen Abwehrkräfte[214]. Einige Untersuchungen fanden im Vergleich zu gleich schwer Erkrankten, die nicht an einer Gruppe teilnahmen, auch eine signifikante Verlängerung der Lebenszeit[215]. In allen Untersuchungen berichteten die Teilnehmer über eine deutliche Verbesserung ihrer Lebensqualität, ein Faktum, welches bereits für sich allein die Durchführung derartiger Gruppen rechtfertigt.

Um die Hinwendung zum Selbst, eine Neuordnung der persönlichen Prioritäten und eine innere Neuaufstellung der Person geht es auch in einem psychotherapeutischen Angebot für von Krebs Betroffene, dessen Konzept der in Nordrhein-Westfalen arbeitende Psychoonkologe Elmar Reuter entwickelt hat[216]. Mich hat dieser Kollege nicht nur wegen seines ausgezeichneten fachlichen Ansatzes beeindruckt, sondern auch deshalb, weil er in vorbildhafter Weise einen Aufbruch vorlebt, den wir innerhalb der psychotherapeutischen Community dringend brauchen, nämlich eine stärkere Hinwendung der Psychotherapie zu Krebskranken und anderen von schweren chronischen körperlichen Erkrankungen betroffenen Menschen. Im Zentrum seines Ansatzes steht der Versuch, die von einer Krebsdiagnose Betroffenen im erschütternden Moment der Krise aufzufangen und die Krise zum Startpunkt einer persönlichen Neuorientierung und damit zu einer Chance zu machen. Reuter gliedert die psychotherapeutische Arbeit mit Krebsbetroffenen in drei Phasen. In einer ersten Phase geht es um die Begegnung mit der Krankheit. Patienten brauchen hier vor allem empathische Unterstützung und die Möglichkeit, ihren Gefühlen – wie etwa Angst, Trauer oder Wut – Ausdruck zu geben. Nicht etwa das sogenannte positive Denken ist hier das Ziel, sondern »zu fragen, was an Gedanken und Gefühlen gerade da ist«. In einer zweiten Phase geht es um einen Blick auf das eigene Leben. Hier interessieren einerseits die Quellen, aus denen Kraft geschöpft wurde, andrerseits die Frage nach nicht gelebten Wünschen. Schuld oder Bezichtigungen, insbesondere solche gegen die eigene Person, bleiben außen vor, denn eine Schuld an einer Krebskrankheit gibt es nicht. Die dritte Phase öffnet den Raum für einen Wandel der Person. Immer wieder begegnet Reuter und seinen Kollegen bei ihren Patienten der »Wunsch, endlich das eigene Selbst zu leben«. Ziel der Therapie ist es hier, die Patienten bei einem, wie es Reuter nennt, »Autonomieschub« zu unterstützen. Reuters realistischer, zugleich aber spannender Ansatz wird von der Deutschen Krebshilfe ausdrücklich empfohlen.

Die Frage einer persönlichen Neuorientierung stellt sich nicht nur im Angesicht einer Krebsdiagnose, sondern bei jeder schweren beziehungsweise chronischen Erkrankung. Die Erfahrung einer Krise und die Möglichkeit, diese in eine Chance zu verwandeln, kann uns auch bei der Diagnose einer schweren Herz- oder Kreislauferkrankung begegnen, nach einem Schlaganfall – von dem zunehmend auch jüngere Menschen betroffen sind –, bei der Diagnose eines Diabetes oder einer rheumatoiden Arthritis, eines Morbus Parkinson oder einer Multiplen Sklerose, aber auch bei Unfallfolgen und sich daraus ergebenden chronischen Behinderungen. Betroffene können die Verwandlung der durch eine ernste Diagnose ausgelösten seelischen Erschütterung in eine Chance nicht allein schaffen. Meistens hat eine bedrohliche Diagnose das Selbstvertrauen und die Kraft der Selbststeuerung geschwächt und Angst und Depressivität verbreitet. Die wenig empathische Art, in der viele Patienten eine ernste Diagnose mitgeteilt bekommen[217], leistet dazu leider einen bedeutenden Beitrag und treibt die alleingelassenen Patienten in die Arme paramedizinischer Anbieter.

Die Begrenzung unserer Lebenszeit und die Bedrohung durch den Tod ist keine Erfahrung, die sich in die Welt der Krebskranken auslagern lässt. Der Unterschied zwischen den etwa 500 000 Menschen, die in Deutschland jedes Jahr eine Krebsdiagnose erhalten, und den noch nicht Erkrankten besteht nicht zuletzt darin, dass sich Menschen im Angesicht einer bedrohlichen Erkrankung nicht mehr den Luxus leisten können, die Endlichkeit des Lebens zu verdrängen. Kranke brauchen eine evidenzbasierte Medizin, doch sie brauchen mehr als das. Um jede Krankheit herum gibt es einen Patienten, einen Menschen. Dessen Selbstvertrauen und die daraus erwachsende Kraft zur Selbststeuerung haben maßgeblichen Einfluss auf die körpereigene Abwehr und die Heilungskräfte. Diese zu stärken gehört zu den Aufgaben guter Medizin. Frei von Krankheit zu sein, ist ein wunderbares Privileg. Mit einer bedrohlichen Krankheit leben zu müssen bedeutet aber nicht den Abschied vom lebenswerten Leben, sondern sollte – für die Betroffenen wie für die behandelnden Ärzte und Therapeuten – den Anfang eines herausfordernden und spannenden Prozesses markieren.

Selbststeuerung als Demenzprophylaxe

Die Auswirkungen der Selbststeuerung erstrecken sich nicht nur auf die körpereigenen Abwehr- und Selbstheilungssysteme, die wir für die Bewältigung einer Krankheit brauchen. Sie betreffen auch das Gehirn selbst. Das Wachstum von Nervenzellen und der Aufbau von Synapsen als den sie verbindenden Kontaktstellen folgt dem Use-it-or-lose-it-Prinzip[218]: Neuronale Netzwerke, die nicht benutzt werden, werden abgebaut. Körperliche oder geistige Tätigkeiten, die wir oft ausüben, führen dagegen zur Stärkung und Entwicklung der Netzwerke, die wir für ebendiese Tätigkeiten brauchen. Daher verändert alles, was wir erleben oder selbst tun, die Architektur unseres Gehirns[219]. Einige Jahre meines Forscherlebens waren der Alzheimerdemenz gewidmet, der in allen westlichen Ländern häufigsten Form von krankhaftem geistigem Abbau im Alter. Meine neurobiologische Arbeitsgruppe hat die Beteiligung eines Stress- und Immunbotenstoffes an dieser Erkrankung entdeckt[220]. Nicht nur für den Krebs, auch für die Alzheimerkrankheit gilt: Um jede Krankheit herum gibt es einen Patienten. Da zahlreiche Hinweise dafür vorlagen und vorliegen, dass Stressfaktoren und Lebensumstände zur Schädigung von Nervenzellen des Gehirns führen und speziell auch alzheimertypische Veränderungen hervorrufen können[221], haben wir uns für die Biografien dieser Patienten interessiert[222].

Im Rahmen von Lebenslaufuntersuchungen[223] stellten wir fest, dass viele Menschen, die beim Übergang ins Alter an Alzheimer erkranken, früh im Leben Traumatisierungen ausgesetzt waren, die im Erwachsenenalter zu einer Schwächung ihres Selbstvertrauens, ihres Selbstbewusstseins und ihrer

Autonomie geführt haben. Die Biografien zeigten ein in auffallender Weise gehäuft anzutreffendes interpersonelles Beziehungsmuster, dem zufolge sich die später an Alzheimer Erkrankten in ihren gesunden Erwachsenenjahren besonders starke und kompetente Bezugspersonen an die Seite holten, von denen sie bei der Lösung von Alltagsproblemen in hohem Maß unterstützt werden konnten. Daraus hat sich in vielen Lebensläufen eine Tendenz entwickelt, immer mehr Entscheidungen dem kompetenten Partner oder anderen entscheidungsstarken Angehörigen zu überlassen und sich selbst aus den Problemlösungen des Alltags herauszuhalten. Eine über viele Jahre gehende Schwächung von Selbststeuerung und Autonomie leistet vermutlich einen Beitrag zur Schwächung von neuronalen Systemen, was dann beim Übergang ins Alter eine Demenzerkrankung begünstigen kann[224]. Die Beobachtungen anderer Autoren bestätigen die von uns gefundenen Zusammenhänge[225].

Die US-amerikanische Psychologin Ellen Langer fand im Rahmen einer Untersuchung, dass betagte Altenheimbewohner innerhalb weniger Wochen eine Verbesserung ihrer geistigen Frische, ihres Befindens und ihres körperlichen Allgemeinzustandes erleben, wenn man ihnen zunächst in freundlicher Weise deutlich macht, dass selbstgesteuerte Aktivitäten ihnen guttun würden, und wenn man sie dann einen Teil ihrer Tagesplanung selbst gestalten lässt und ihnen zudem die Fürsorge für eine Pflanze überträgt[226]. Wenn Ellen Langer in Altenheimen wohnende Betagte in dieser Weise über einen längeren Zeitraum aktivierte, dann zeigten Senioren, die ihren Tagesablauf wieder ein Stück weit selbst gestalteten und für eine Pflanze sorgten, im Vergleich zu einer Gruppe nicht aktivierter Altersgenossen nach 18 Monaten ein nicht nur deutlich verbessertes subjektives Befinden, einen signifikant besseren gesundheitlichen Gesamtzustand und ein höheres Maß an Aktivität. Die Mortalität der behutsam aktivierten Altenheimbewohner war nach 18 Monaten mit 15 Prozent gegenüber der Vergleichsgruppe, bei der 30 Prozent verstorben waren, um die Hälfte vermindert.[227] In weiteren Studien konnte Ellen Langer zeigen, dass auch Übungen in Form von Achtsamkeitsmeditation die geistige Gesundheit und körperliche Fitness alter Menschen zu stärken vermögen[228].

Auch im Alter tut es Menschen gut, möglichst autonom und selbstbestimmt zu leben. Auch wenn klare Hinweise darauf vorliegen, dass aktiv wahrgenommene Selbststeuerung das Risiko von altersbegleitenden Erkrankungen vermindert, sollten wir uns zugleich bewusst machen: Bei allen Erkrankungen gibt es, auch im Alter, keine Schuld und keine Schuldigen. Fast alle Krankheiten haben zudem keine einzelne Ursache, sondern sind das Ergebnis eines Prozesses, bei dem meistens mehrere pathogene, also krankheitsverursachende Faktoren zusammenwirken. Sinn des Bemühens seitens der medizinischen Forschung, Risikofaktoren zu identifizieren, die Krankheiten begünstigen, liegt nicht etwa darin, den bereits Erkrankten die Schuld an ihrer Krankheit zu geben. Wenn dem so wäre, müsste alle Forschung eingestellt werden. Risikofaktoren für den Herzinfarkt und den Schlaganfall sind das Rauchen, seelischer Stress, Übergewicht, Bewegungsmangel und erhöhter Blutdruck. Risikofaktoren für Krebserkrankungen sind bestimmte Gifte, radioaktive Strahlung, das Rauchen, Übergewicht, Alkohol, Bewegungsmangel, der Verzehr von Fleisch und – allerdings nicht bei allen Krebsarten – seelischer Stress. Befunde meiner und anderer Arbeitsgruppen deuten darauf hin, dass seelischer Stress und ein nur geringes Maß an gelebter Autonomie ein Risikofaktor der Alzheimerdemenz sein können. Alleiniger Sinn der Identifizierung von Risikofaktoren für bestimmte Erkrankungen ist es, allen, die sich im Rahmen ihrer Selbststeuerung um eine gesunde Lebensführung bemühen wollen, Anhaltspunkte zu liefern, wie sie dies tun können. Ein guter letzter Grund, Gebrauch von den Möglichkeiten des freien Willens und der Selbststeuerung zu machen.

7

Schlussbetrachtung und Resümee

Biologische Systeme, also Lebewesen, unterziehen alle von außen und aus dem eigenen Inneren eintreffende Reize einem Verarbeitungs- und Bewertungsprozess, bevor sie mit einem Verhalten reagieren, einem als Selbstorganisation bezeichneten Vorgang. Ein bewusst handelnder Akteur ist dafür nicht erforderlich, Akteur ist das biologische System als Ganzes. Im Falle des Menschen spielt sich ein Teil der biologischen Selbstorganisation auf einer Bühne ab, die wir Bewusstsein nennen. Im Bewusstsein können sowohl von innen, vom eigenen Körper her, als auch von außen eintreffende Reize Gegenstand unserer Reflexion werden. Das menschliche Bewusstsein verfügt über die Fähigkeit, in einer gegebenen Situation unterschiedliche Verhaltensoptionen zu entwerfen, ihre jeweiligen Folgen zu antizipieren und sie gegeneinander abzuwägen. Die dadurch entstehenden Freiheitsgrade des Verhaltens sind das, was als freier Wille bezeichnet wird.

Neurobiologische Grundlage der Fähigkeit des Menschen zur Selbststeuerung sind im Stirnhirn, im Präfrontalen Cortex lokalisierte neuronale Netzwerke. Deren regelrechte Entwicklung erfordert in den ersten beiden Lebensjahren eine liebevolle dyadische Zuwendung zum Kind. Sie ist die Voraussetzung für die sich daran anschließende Entwicklung des kindlichen Selbst, welches in Netzwerken des Präfrontalen Cortex repräsentiert ist. Dort verortet ist auch das neuronale Korrelat einer Repräsentanz des Du, also bedeutsamer anderer Menschen. Beide Netzwerke sind eng miteinander verbunden und erzeugen eine Koppelung ihrer Repräsentanzen, also zwischen Ich und Du. Diese Koppelung ist eine Art neuronale Einlasspforte für die überaus starken Effekte, die Handlungen und Worte bedeutsamer anderer Menschen auf das psychische Befinden der eigenen Person haben können. Da die Netzwerke des Präfrontalen Cortex Zugriff auf verschiedene biologische Körpersysteme haben und diese massiv beeinflussen, können auch Handlungen und Worte anderer Menschen – über die genannte Einlasspforte – im Adressaten nicht nur psychische, sondern auch biologische Effekte nach sich ziehen.

Mit Beginn des dritten Lebensjahres stehen die oberen, dorsalen Teile des Präfrontalen Cortex zur Reifung an. Dort verortete Netzwerke sind das neuronale Korrelat der Selbstkontrolle, also der sich im Kind jetzt langsam entwickelnden Fähigkeit, eigene Impulse zu bremsen oder zurückzuhalten. Die Reifung der Selbstkontrolle und ihrer neuronalen Korrelate kann nur gelingen, wenn Kinder ab Beginn des dritten Lebensjahres von Bezugspersonen liebevoll, aber auch konsequent und begleitet von entsprechenden Erklärungen zur Selbstkontrolle angehalten werden. Die im Rahmen der sich entwickelnden Selbstkontrolle entstehende Fähigkeit, eigene Impulse zu inhibieren, ist kein Selbstzweck, sie ermöglicht dem Kind, die Folgen seines Verhaltens vorausschauend zu kalkulieren und seine Selbstfürsorge zu optimieren. Dies ist der Grund, warum von Bezugspersonen veranlasste Einschränkungen der Impulse des Kindes unabdingbar sind, ebenso aber auch, dass dem Kind die Logik dieser Einschränkungen hinreichend erklärt wird. Ein zentraler Aspekt dieser Erklärungen ist, das Kind immer wieder zum Perspektivwechsel zu veranlassen und ihm deutlich zu machen, wie sein Verhalten aus der Sicht anderer wahrgenommen wird. Der tiefe Sinn der Selbstkontrolle liegt nicht in einem gegen die Bedürfnisse der eigenen Person gerichteten Kampf, sondern in der Bewahrung sozialer Verbundenheit und in optimierter Selbstfürsorge.

Seine im Vergleich zu allen anderen Spezies überragende Fähigkeit zur Selbststeuerung verdankt der Mensch der Evolution. Selbstkontrolle und Selbststeuerung sind keine gegen die angeblich wahre Natur des Menschen gerichteten widernatürlichen Konstrukte, sondern Teil unserer biologischen Bestimmung[229]. Die Aufgabe guter Selbststeuerung besteht darin, die sich aus dem neurobiologischen Trieb- oder Basissystem meldenden spontanen Wünsche und Impulse gegen längerfristige Eigeninteressen abzuwägen. Die Strategie von Anbietern von Konsumartikeln in Wohlstandsgesellschaften besteht darin, die kurzfristigen Wünsche des Trieb- oder Basissystems anzusprechen und durch den fortwährenden Konsum von Nahrungsmitteln, Alkohol, Tabak sowie durch mediale Unterhaltungsangebote zu befriedigen. Werbestrategen bedienen sich ebenso wie die Organisatoren politischer Manipulation eines zunehmend sublimen Instrumentariums, um Menschen nicht nur in ihrem Konsumverhalten, sondern auch in ihrem sonstigen Fühlen, Denken und Handeln zu lenken und damit ihres freien Willens und ihrer Selbststeuerung zu berauben.

Einen freien Willen ausüben zu können bedeutet nicht, sich abgelöst von den biologischen und sozialen Vorbedingungen, aus denen wir alle hervorgegangen sind, quasi neu erfinden zu können. Der Ort des freien Willens ist die reale Welt. Zu dieser realen Welt gehört jedoch auch, dass gesunde Menschen dank den evolutionär entstandenen Konstruktionsmerkmalen ihres Gehirns, insbesondere dank ihrem Präfrontalen Cortex, in der Lage sind, in einer gegebenen Situation innezuhalten, mehrere mögliche Handlungsoptionen gegeneinander abzuwägen und sich dann zu entscheiden, dabei wohl wissend, dass sie dies immer in einem sozialen Kontext tun und für die Folgen ihres Tuns zur Verantwortung gezogen werden können. Von einigen Neurobiologen aufgestellte Behauptungen, die Existenz eines freien Willens sei experimentell widerlegt, sind nicht nur in der Sache unhaltbar und irrig, sondern – wie experimentell gezeigt werden kann – auch überaus problematisch. Personen, denen man suggeriert hat, die Existenz des freien Willens sei wissenschaftlich widerlegt, verhalten sich signifikant unsozialer.

Teilen der Menschheit ist es gelungen, für einen mittlerweile länger anhaltenden Wohlstand zu sorgen und eine Situation des materiellen Überflusses herzustellen. Die Kehrseite dieser Situation ist, dass sie unsere Möglichkeiten zur Selbststeuerung und damit eine wesentliche Voraussetzung des erreichten Wohlstandes beeinträchtigen kann. Dafür verantwortlich ist zum einen der für die Aufrechterhaltung unseres Lebensstandards erforderliche, immer weiter zunehmende Arbeitsstress. Zum anderen sind es die allgegenwärtigen, relativ billig verfügbaren Möglichkeiten einer suchtartigen Befriedigung von Wünschen nach schnellem Konsum und oberflächlicher Kommunikation. Beide Aspekte sind verhängnisvoll miteinander verknüpft: Der in den Wohlstandsländern von großen Teilen der Bevölkerung erlebte Arbeitsstress schwächt die

Fähigkeit, die Befriedigung wirklicher Bedürfnisses planvoll zu organisieren und erhöht die Tendenz, stressbedingt entstandene Spannungszustände durch suchtartige Verhaltensmuster kurzfristig zu lindern. Umgekehrt haben gerade einem schnellen Reiz-Reaktions-Automatismus folgende Verhaltensmuster aufgrund ihrer gesundheitsschädlichen Folgen eine Verminderung der Stressresistenz zur Folge.

Die selbstschädigenden Effekte fehlender Selbststeuerung resultieren nicht nur aus dem in der Regel damit verbundenen weniger gesunden Lebensstil. Die Bedeutung gesunder Ernährung und ausreichender Bewegung ist zwar unbestreitbar. Die von einer intakten Selbststeuerung ausgehenden Wirkungen sind jedoch tiefer gehend. Präfrontale neuronale Netzwerke, deren Aktivierung mit einem bewussten, selbstgesteuerten Leben verbunden ist, haben einen erwiesenen direkten Einfluss auf zahlreiche, ihnen nachgeschaltete biologische Körpersysteme, insbesondere auf das Immunsystem. Dies bedeutet, dass eine bewusste, achtsame und selbstfürsorgliche Haltung per se die immunologische Abwehr und die körpereigenen Heilkräfte stärkt. Aus der Verbindung einer solchen inneren Haltung mit einem gesunden Lebensstil können sich gewaltige Synergien ergeben. Sie können nicht nur das Leben gesunder Menschen reicher machen, sondern vor allem für Menschen, die von einer schweren Erkrankung betroffen sind, einen Wendepunkt markieren. Die existenzielle Bedeutung intakter Selbststeuerung legitimiert sich letztlich jedoch nicht nur aus ihren medizinischen Aspekten, so gewichtig diese tatsächlich auch sind. Was die Selbststeuerung letztlich zu einem anthropologischen Desiderat ersten Ranges macht, ist die Tatsache, dass sie der einzige Weg ist, zu uns selbst zu finden und unser wirkliches Leben zu leben.

DANK

Mein herzlicher Dank gilt Karin Graf, Daniel Graf und Holger Kuntze. Sie haben die Entstehung des Buches unterstützt und überaus hilfreich begleitet. Großen Dank schulde ich außerdem Moritz Volk und – nochmals – Holger Kuntze für ihr exzellentes Lektorat.

Joachim Bauer

Zitierte Literatur

Alexander, C. et al.: Transcendental Meditation, Mindfulness, and Longevity: An Experimental Study with the Elderly. Journal of Personality and Social Psychology 57: 950–964 (1989).

American Cancer Society: Cancer Facts and Figures (2014).

Ansell, E. B. et al.: Cumulative Adversity and Smaller Gray Matter Volume in Medial Prefrontal, Anterior Cingulate, and Insula Regions. Biological Psychiatry doi: 10.1016/j.biopsych.2011.11.022 (2012).

Bambico, F. R. et al.: Father Absence in the Monogamous California Mouse Impairs Social Behavior and Modifies Dopamine and Glutamate Synapses in the Medial Prefrontal Cortex. Cerebral Cortex doi: 10.1093/cercor/bhtt310 (2013).

Barefoot, J. C. et al.: Recovery Expectations and Long-Term Prognosis of Patients With Coronary Heart Disease. Archives of Internal Medicine 171: 929–935 (2011).

Bargh, J. A. et al.: Automaticity in Social-Cognitive Processes. Trends in Cognitive Sciences 16: 593–605 (2012).

Bargh, J. A.: Our Unconscious Mind. Scientific American (Januar 2014), S. 30–37.

Basterra-Gortari, F. J. et al.: Television Viewing, Computer Use, Time Driving and All-Cause Mortality. Journal of the American Heart Association. doi: 10.1161/JAHA.114.000864 (2014).

Bauer, J. et al.: Regulation of Interleukin-6 Expression in Cultured Human Monocytes and Monocyte-Derived Macrophages. Blood 72: 1134–1140 (1988).

Bauer, J. et al.: Interleukin-6 Receptor Expression in Human Monocytes and Monocyte-Derived Macrophages: Comparison with the Expression in Hepatocytes. Journal of Experimental Medicine 170: 1537–1549 (1989).

Bauer, J.: Interleukin-6 and Its Receptor During Homeostasis, Inflammation, and Tumor Growth. Klinische Wochenschrift 67:697–706 (1989).

Bauer, J. et al.: In-Vitro Matured Human Macrophages Express Alzheimer's Beta A4-Amyloid Precursor Protein Indicating Synthesis in Microglial Cells. FEBS Letters 282: 335–340 (1991).

Bauer, J. et al.: Interleukin-6 and Alpha2-Macroglobulin Indicate an Acute-Phase State in Alzheimer's Disease Cortices. FEBS Letters 285:111–114 (1991).

Bauer, J. et al.: IL-6-mediated Events in Alzheimer's Disease Pathology. Immunology Today 12: 422 (1991).

Bauer, J. et al.: The Participation of Interleukin-6 in the Pathogenesis of Alzheimer's Disease. Research in Immunology 143: 650–657 (1992).

Bauer, J. und Berger, M: Neuropathologische, immunologische und psychobiologische Aspekte der Alzheimer-Demenz. Fortschritte der Neurologie und Psychiatrie 61:225–240 (1993).

Bauer, J.: Die Alzheimer-Krankheit. Neurobiologie, Psychosomatik, Diagnostik und Therapie. Schattauer Verlag, Stuttgart (1994).

Bauer, J. et al.: Prämorbide psychologische Prozesse bei Alzheimer-Patienten und Patienten mit vaskulären Demenzerkrankungen. Zeitschrift für Gerontologie und Geriatrie 28: 179–189 (1995).

Bauer, J. et al.: Pathogenetische Faktoren der Alzheimer-Krankheit. Zeitschrift für Gerontologie und Geriatrie 28: 155–162 (1995).

Bauer, J.: Disturbed Synaptic Plasticity and the Psychobiology of Alzheimer's Disease. Behavioral Brain Research 78: 1–2 (1996).

Bauer, J.: Seelische Faktoren und Neurodegeneration. Fortschritte der Medizin 114: 302 (1996).

Bauer, J.: Möglichkeiten einer psychotherapeutischen Behandlung bei Alzheimer-Patienten im Frühstadium der Erkrankung. Nervenarzt 68: 421–424 (1997).

Bauer, J.: Psychotherapie bei Alzheimer-Patienten im Frühstadium. In: Psychotherapie in der Psychiatrie (Hrsg. C. Mundt, M. Linden, W. Barnett). Springer Verlag, Wien New York (1997).

Bauer, J. et al.: Lebenslaufuntersuchungen bei Alzheimer-Patienten: Qualitative Inhaltsanalyse prämorbider Entwicklungsprozesse. In: Jahrbuch der Medizinischen Psychologie (Hrsg. E. Brähler,

M. Bullinger, H. P. Rosemeier, B. Strauß), Band 16 Psychosoziale Gerontologie (Hrsg. A. Kruse), Band 2: Intervention, S. 251–274 (1998).

Bauer, J.: Das Gedächtnis des Körpers – Wie Beziehungen und Lebensstile unsere Gene steuern. Eichborn, Frankfurt am Main (HC 2002/2010 und Piper Verlag, München (TB 2004/2013).

Bauer, J.: Warum ich fühle was du fühlst – Intuitive Kommunikation und das Geheimnis der Spiegelneurone. Hoffmann und Campe (HC 2005), Heyne Verlag, München (TB 2006)

Bauer, J.: Prinzip Menschlichkeit. Warum wir von Natur aus kooperieren. Hoffmann und Campe Verlag, Hamburg (HC 2006) und Heyne Verlag, München (TB 2008).

Bauer, J.: Das kooperative Gen. Hoffmann und Campe Verlag, (HC 2008), Heyne Verlag, München (TB 2010)

Bauer, J.: Schmerzgrenze. Vom Ursprung alltäglicher und globaler Gewalt. Blessing Verlag, München (HC 2011) und Heyne Verlag, München (TB 2013).

Bauer, J.: Arbeit – Warum unser Glück von ihr abhängt und wie sie uns krank macht. Blessing Verlag, München (2013)

Bauer, J. und Benz, M.: Neurobiology Meets Archaeology: The Social Challenges of the Neolithic Process. Neo-Lithics 2/13, S.65–69 (2014).

Bauer, J.: Zur Balance zwischen Empathie und notwendiger Distanz im Arztberuf. Ärzteblatt Baden-Württemberg 69: 196–199 (2014).

Bauer, T. K. et al.: Über Risiken und Nebenwirkungen der Unstatistik. Campus Verlag, Frankfurt am Main (2014).

Bäuerlein, K. et al.: Kurz- und langfristige Effekte außerfamiliärer Kleinkindbetreuung auf die kognitive und sprachliche Entwicklung unter besonderer Berücksichtigung der Betreuungsqualität. Zeitschrift für Entwicklungspsychologie und Pädagogische Psychologie 45: 57–65 (2013).

Baumeister, R. F. et al.: Ego Depletion. Journal of Personality and Social Psychology 74: 1252–1265 (1998).

Baumeister, et al.: Prosocial Benefits of Feeling Free: Disbelief in Free Will Increases Aggression and Reduces Helpfulness. Personality and Social Psychology Bulletin 35: 260–268 (2009).

Becker-Stoll, F.: Interview mit der FAS vom 3. August 2014.

Belsky, J. und de Haan, M.: Parenting and Childrens Brain Development. The Journal of Child Psychology and Psychiatry 52: 409–428 (2011).

Benedetti, F. et al.: Placebo-Responsive Parkinson Patients Show Decreased Activity in Single Neurons of Subthalamic Nucleus. Nature Neuroscience 7: 587–588 (2004).

Benedetti, F. et al.: When Words Are Painful: Unraveling the Mechanisms of the Nocebo Effect. Neuroscience 147: 260–271 (2007).

Benedetti, F. et al.: Nonopioid Placebo Analgesia is Mediated by CB1 Cannabinoid Receptors. Nature Medicine doi: 10.1038/nm.2435 (2011).

Benedetti, F. et al.: Hidden Administration of Drugs. Clinical Pharmacology and Therapeutics 90: 651–661 (2011).

Benedetti, F. et al.: How Placebos Changes the Patient's Brain. Neuropsychopharmacology 36: 339–354 (2011).

Benedetti, F.: Placebo and the New Physiology of the Doctor-Patient Relationship. Physiol. Rev. 93: 1207–1246 (2013).

Bensing, J. M. und Verheul, W.: The Silent Healer: The Role of Communication in Placebo Effects. Doi: 10.1016/j.pec.2010.05.033 (2010).

Benz, M. und Bauer, J.: Symbols of Power – Symbols of Crisis? A Psycho-Social Approach to Early Neolithic Symbol Systems. Neo-Lithics 2/13, S. 11–24 (2014).

Bertelsmann Stifung: Qualitätsausbau in Kitas (2014).

Beutel, T. F. et al.: Ungesunder Lebensstil bei Patienten einer psychosomatischen Poliklinik und Konsilambulanz. Psychotherapie Psychosomatik Medizinische Psychologie 64: 378–383 (2014).

Birbaumer, N.: Slow Cortical Potentials: Plasticity, Operant Control, and Behavioral Effects. Neuroscientist 5:74–78 (1999).

Bischof, G. et al.: Factors Influencing Remission from Alcohol Dependence without Formal Help. Addiction 96: 1327–1336 (2001).

Bischof, G. et al.: Remission from Alcohol Dependence without Help: How Restrictive Should Our Definition of Treatment Be? Journal of the Study of Alcoholism 63: 229–236 (2002).

Bischof, G. et al.: Types of Natural Recovery from Alcohol Dependence: A Cluster Analytic Approach. Addiction 98: 1737–1746 (2003).

Bischof, G. et al.: Influence of Psychiatric Comorbidity in Alcohol-Dependent Subjects. Addiction 100: 405–413 (2005).

Bischof, G. et al.: Natural Recovery from Addiction. In: APA Addiction Syndrome Handbook, Vol. 2 (H. J. Shaffer, Ed.). American Psychological Association (2012).

Börgermann, C. und Rübben, H.: Früherkennung des Prostatakarzinoms. Deutsches Ärzteblatt 103: 2399–2406 (2006).

Brauch, M. und Hawranek, D.: Überdruss am Überfluss. Der Spiegel 14, S.34 (2014).

Buckholtz, J. W. und Marois, R.: The Roots of Modern Justice: Cognitive and Neural Foundations of Social Norms and their Enforcement. Nature Neuroscience 15: 655–661 (2012).

Campbell, F. et al.: Early Childhood Investments Substantially Boost Adult Health. Science 343: 1478–1485 (2014).

Canadian Task Force on Preventive Health Care. Canadian Medical Association Journal. Doi: 10.1503/cmaj.140703 (2014).

Casey, B. J. et al.: The Adolescent Brain. Development Reviews 28: 62–77 (2008).

Casey, B. J. et al.: Behavioral and Neural Correlates of Gratification 40 Years Later. PNAS doi: 10.1073/pnas.1108561108 (2011).

Casey, B. J. und Caudle, K.: The Teenage Brain: Self Control. Current Directions in Psychological Science 22: 82–87 (2013).

Caudle, K. L. et al.: Drawn to Danger: Teens Approach rather than Retreat from Danger. Congress Abstract (2013).

Cherrington, C. C. et al.: Illness Representation after Acute Myocardial Infarction: Impact on In-Hospital Recovery. American Journal of Critical Care 13: 136–145 (2004).

Chida, Y. et al.: Do Stress-Related Psychosocial Factors Contribute to Cancer Incidence and Survival? Nature Clinical Practice 5: 466–475 (2008).

Coid, J. W. et al.: Gang Membership, Violence, and Psychiatric Morbidity. American Journal of Psychiatry 170: 985–993 (2013).

Collaca, L. und Benedetti, F.: Placebos and Painkillers: Is Mind as Real as Matter? Nature Reviews Neuroscience 6: 545–552 (2005).

Collaca, L. und Benedetti, F.: Placebo Analgesia Induced by Social Learning. Pain 144: 28–34 (2009).

Colman, R. J. et al.: Caloric Restriction Reduces Age-Related and All-Cause Mortality in Rhesus Monkeys. Nature Communications doi 10.1038/ncomms4557 (2014).

Couzin-Frankel, J.: The Bad Luck of Cancer. Analysis Suggests Most Cases Can't Be Prevented. Science 347: 12 (2015).

Czycholl, H.: Auf der Suche nach sich selbst. Die Welt vom 14.2.2014.

Davidson, R. J. und McEwen, B. S.: Social Influences on Neuroplasticity. Nature Neuroscience 15: 689–695 (2012).

Deecke et al.: Voluntary Finger Movements in Man. Biological Cybernetics 23: 99–119 (1976).

Deecke, L.: Bereitschaftspotential as an Indicator of Movement Preparation in Supplementary Motor Area and Motor Cortex. In: Porter, R. (Chairman): Motor Areas of the Cerebral Cortex. Chichester, Wiley (Ciba Foundation Symposium 132), pp231–250 (1987).

Deecke, L.: There Are Conscious and Unconscious Agendas in the Brain and Both Are Important. Our Will Can Be Conscious As Well As Unconscious. Brain Science 2: 405–420 (2012).

Deecke, L.: 50th Anniversary of the Bereitschaftspotential. World Neurology Volume 29. June 2014.

De Ridder et al.: A Meta-Analysis of How Trait Self-Control Relates to a Wide Range of Behaviors. Personality and Social Psychology 16: 76–99 (2012).

Diamond, A. et al.: Preschool Program Improves Cognitive Control. Science 318: 1387–1388 (2007).

Diamond, A. und Lee, K.: Intervetions Shown to Aid Executive Function Development in Children 4 to 12 Years Old. Science 333: 959–964 (2011).

Dijksterhuis, A. und Nordgren, L. F.: A Theory of Unconscious Thought. Perspectives on Psychological Science 1: 95–109 (2006).

Dilk, A. und Littger, H.: Raus aus der Routine. Wirtschaftsmagazin »enorm« (1/2014), S.16.

Die Drogenbeauftragte Bundesregierung: Drogen- und Suchtbericht (2014).

Eisenberger, N. I., Cole, S. W.: Social Neuroscience and Health: Neuropsychological Mechanisms Linking Social Ties with Physical Health. Nature Neuroscience 15: 669–674 (2012).

Elgar, J. E. et al.: Family Dinners, Communication, and Mental Health in Canadian Adolescents. Journal of Adolescent Health doi.org/10.1016/j.jadohealth.2012.07.012 (2012).

Elgar, J. E. et al.: Cyberbullying Victimization and Mental Health in Adolescents and the Moderating Role of Family Dinners. JAMA Pediatrics 168:1015–1022 (2014).

Finniss, D. G. et al: Biological, Clinical, and Ethical Advances of Placebo Effects. The Lancet 375: 686–695 (2010).

Fischer, U.: Nachhaltig glauben-Nachhaltig leben. Evangelische Landeskirche Baden (2013).

Flook, L. et al.: Effects of Mindful Awareness Practises on Executive Functions in Elementary School Children. Journal of Applied School Psychology 26: 70–95 (2010).

Flook, L. et al.: Mindfulness for Teachers. Mind, Brain, And Education 7: 182–195 (2013).

Frederickson, B. L. et al.: A functional genomic perspective on human well-being. PNAS doi 10.1073/pnas.1305419110 (2013).

Friedland, R. P. et al.: Premorbid Acitivities Are Reduced in Patients with Alzheimer's Disease as Compared to Age and Sex Matched Controls. In: Proceedings of the Fifth International Conference on Alzheimer's Disease and Related Disorders (Eds. K. Iqbal, B. Winblad, H. Wisniewski). John Wiley & Sons, London (1997).

Friedmann, J.: Rote Wangen. Der Spiegel 23, S. 39 (2014).

Fromm, E.: Haben oder Sein. Bertelsmann Verlag, Gütersloh (1976).

Gabriel, P.: Wir verpassen das eigentliche Leben. Welt am Sonntag vom 16.2.2014.

Gawrilow, C. et al.: Mental Contrasting with Implementation Intentions Enhances Self-Regulation of Goal Persuit in Schoolchildren at Risk for ADHD. Motivations and Emotions 37: 134–145 (2013).

Gertler, P. et al.: Labor Market Returns to an Early Childhood Stimulation. Science 344: 889–1001 (2014).

Glaeser, E. L.: Paternalism and Psychology. University of Chicago Law Review Volume 73 (2006).

Goetzsche, P. C. et al.: Overdiagnosis in Publicly Organised Mammography Screening Programmes: Systematic Review of Incidence Trends. British Medical Journal 339: b 2587 (2009).

Goldstein, R. Z. und Volkow, N. D.: Dysfunction of the Prefrontal Cortex in Addiction: Neuroimaging Findings and Clinical Implications. Nature Reviews 12: 652–669 (2011).

Gollwitzer, P. M. und Oettingen, G.: Implementation Intentions. In: Encyclopedia of Behavioral Medicine (M. Gellman and J. R. Turner, Eds.), Part 9, pp. 1043–1048. Springer Verlag, New York (2013).

Grieson, B.: What if Age is only a Mindset? New York Times Magazine. 22. Oktober 2014.

Grill, M. und Hackenbroch, V.: Unsinn in bester Qualität (Beitrag über das Mammografie-Screening), Der Spiegel 30, S. 100–104 (2014).

Guggisberg, A. G. und Mottaz, A.: Timing and Awareness of Movement Decisions: Does Consciousness Come Really Too Late? Frontiers in Human Neuroscience doi: 10.3389/fnhum.2013.00385 (2013).

Habermas, J.: Um uns als Selbsttäuscher zu entlarven, bedarf es mehr. Deutsche Zeitschrift für Philosophie (6/2004), S. 871–890, sowie in Frankfurter Allgemeine Zeitung vom 15. 11. 2004 (S.35).

Haggard, P. und Eimer, M.: On the Relation between Brain Potentials and the Awareness of Voluntary Movements. Experimental Brain Research 126: 128–133 (1999).

Hare, T. A. et al.: Self-Control in Decision-Making Involves Modulation of the vmPFC Valuation System. Science 324: 646–648 (2009).

Heberger, S.: Zur Krebssterblichkeit in Deutschland – wie kommen Mortalitätsstatistiken in Deutschland zustande? Zeitschrift für Allgemeinmedizin 90: 323–326 (2014).

Henderson, D. R.: Libertarian Paternalism: Leviathan in Sheep's Clothing? Society 51: 268–273 (2014).

Heilmann, C.: Success Conditions for Nudges: A Methodological Critique of Libertarian Paternalism. European Journal of Philosophical Sciences 4:75–94 (2014).

Heim, C. et al.: Neurobiological and Psychiatric Consequences of Child Abuse and Neglect. Developmental Psychobiology 52: 671–690 (2010).

Hofmann, W. et al.: Yes, But Are They Happy? Effects of Trait Self-Control on Affective Well-Being and Life Satisfaction. Journal of Personality doi: 10.1111/jopy.12050 (2013).

House, B. R. et al.: The Ontogeny of Human Prosociality: Behavioral Experiments with Children Aged 3 to 8. Evolution and Human Behavior 33: 291–308 (2012).

Hse, C. K. et al.: Overearning. Psychological Science 24: 852–859 (2013).

Jenkins, L. S. und Gortner, S. R.: Correlates of Self-Efficacy Expectations and Prediction of Walking Behavior in Cardiac Surgery Elders. Annals of Behavioral Medicine 20: 99–103 (1998).

Jo, H.-G. et al.: Spontaneous EEG Fluctuations Determine the Readiness Potential: Is Preconscious Brain Activation a Preparation Process to Move? Experimental Brain Research 231: 495–500 (2013).

Jo, H.-G. et al.: The Readiness Potential Reflects Intentional Binding. Frontiers in Human Neuroscience 8: Article 421. Doi: 10.3389/fnhum.2014.00421 (2014).

Jo, H.-G. et al.: First-Person Approaches in Neuroscience of Consciousness: Brain Dynamics Correlate with the Intention to Act, Consciousness and Cognition 26: 105–116 (2014).

Johansson, L. et al.: Midlife Psychological Stress and Risk of Dementia. Brain 133: 2217–2224 (1010).

Johansson, L. et al.: Midlife Personality and Risk of Alzheimer Disease and Distress. Neurology 83: 1538–1544 (2014).

Juergens, M. C. et al.: Illness Beliefs Before Cardiac Surgery Predict Disability, Quality of Life, and Depression 3 Months Later. Journal of Psychosomatic Research doi: 10.1016/j.jpsychores.2009.10.004 (2009).

Kade, C.: Kinderlose sind genauso gestresst wie Eltern. Die Welt vom 14.2.2014.

Kahnemann, D.: Maps of Bounded Rationality: Psychology and Behavioral Economics. The American Economic Review 93: 1449–1475 (2003).

Kalenscher, T. und Strombach, T.: Die Macht der Versuchung. Gehirn und Geist 11, S. 62–67 (2013).

Kaltwasser, V.: Achtsamkeit in der Schule. Beltz Verlag, Weinheim (2008).

Kaltwasser, V.: Achtsamkeit im Lehrerberuf. Beltz Verlag, Weinheim (2010).

Kidd, C. et al.: Rational Snacking: Young Childrens Decision-Making on the Marsmallow Task is Moderated by Beliefs about Environmental Reliability. Cognition 126:109–114 (2012).

Kirschner, S. und Tomasello, M.: Joint Music Making Promotes Prosocial Behavior in 4-Year-Old Children. Evolution and Human Behavior 31: 354–364 (2010).

Kliemann, C.: »Wir haben es satt«. Süddeutsche Zeitung vom 21.7.2014.

Knoch, D. et al.: Disrupting the Prefrontal Cortex Diminishes the Human Ability to Build a Good Reputation. PNAS 106: 20895–20899 (2009).

Kobusch, A. B.: Achtsamkeit in der Schule durch ein professionsbezogenes Achtsamkeitstraining für Lehrerinnen. Gruppendynamik und Organisationsberatung. doi: 10.1007/s11612-014-0253-3 (2014).

Koelsch, S.: Brain Correlates of Music-Evoked Emotions. Nature Reviews 15: 170–180 (2014).

Kondo, K. et al.: A Case-Control Study of Alzheimer's Disease in Japan – Significance of Life-Styles. Dementia 5: 314–326 (1994).

Kornhuber, H. H. und Deecke, L.: Hirnpotentialänderungen bei Willkürbewegungen und passiven Bewegungen des Menschen: Bereitschaftspotential und reafferente Potentiale. Pflügers Archiv 284: 1–17 (1965).

Kornhuber, H. H. und Deecke, L.: Wille und Gehirn. Aisthesis Verlag, Edition Sirius, Bielefeld und Basel (2009).

Laferton, J. A. C. et al.: Enhancing the Efficacy of Heart Surgery by Optimizing Patients Preoperative Expectations. American Heart Journal 165: 1–7 (2013).

Langbein, K.: Radieschen von oben. Über Leben mit Krebs. Ecowin Verlag, Salzburg (2012).

Langbein, K.: Weissbuch Heilung – Wenn die moderne Medizin nichts mehr tun kann. Ecowin Verlag, Salzburg (2014).

Langer, E. J. und Rodin, J.: The Effects of Choice and Enhanced Personal Responsibility for the Aged: A Field Experiment in an Institutional Setting. Journal of Personality and Social Psychology 34: 191–198 (1976).

Lebowitz, M. S. and Ahn, W. K.: Effects of Biological Explanations for Mental Disorders in Clinicians Empathy. Proceedings of the National Academy of Sciences PNAS doi: 10.1073/pnas.1414058111 (2014).

Lemongne, C. et al.: Depression and the Risk of Cancer: A 15-Year Follow-Up Study of the GAZEL Cohort. American Journal of Epidemiology doi: 10.1093/aja/kwt217 (2013).

Levine, M. E. et al.: Low Protein Intake Is Associated with a Major Reduction in IGF-1, Cancer, and Overall Mortality in the 65 and Younger but Not Older Population. Cell Metabolism 19: 409–417 (2014).

Libet, B. et al.: Time of Conscious Intention to Act in Relation to Onset of Cerebral Activity (Readiness Potential) – The Unconscious Initiation of a Freely Voluntary Act. Brain 1006: 623–642 (1983).

Link, C.: Sechs Jahre: Der Abschied von meiner Schwester. Blanvalet Verlag, München (2014); siehe dazu auch ein Interview mit der Autorin bei Rottmann (2014).

Linkert, C. et al.: Effekte außerfamiliärer Betreuung im Kleinkindesalter auf die Bindungssicherheit und die sozial-emotionale Entwicklung. Kindheit und Entwicklung 22: 5–13 (2013).

Luby, J. L. et al.: Maternal Support in Early Childhood Predicts Larger Hippocampal Volumes at School Age. PNAS doi: 10.1073/pnas.1118003109 (2012). Ludwig, U. und Windmann, A.: Im Gottesdienst. Der Spiegel, 26, S. 34–37 (2014).

Luine, V. et al.: Repeated Stress Causes Reversible Impairments of Spatial Memory Performance. Brain Research 639: 167–170 (1994).

Major, B. et al.: The Ironic Effect of Weight Stigma. Journal of Experimental Social Psychology 51: 74–80 (2013).

Mani, A. et al.: Poverty Impedes Cognitive Function. Science 341: 976–980 (2013).

Marazziti, D. et al.: The Neurobiology of Moral Sense: Facts or Hypotheses? Annals of General Psychiatry 12: 6. doi: 10.1186/1744-859X-12-6 (2013).

Marteau, T. M. et al.: Changing Human Behavior to Prevent Disease: The Importance of Targeting Automatic Processes. Science 337: 1492–1495 (2012).

Matsuhashi, M. und Hallett, M.: The Timing of the Conscious Intention to Move. European Journal of Neuroscience 28: 2344–2351 (2008).

Max Rubner Institut: Internationale Konferenz in Karlsruhe (2013). Siehe Bericht der Stuttgarter Zeitung vom 29. 10. 2013.

Meshi, D. et al.: Nucleus Accumbens Response to Gains in Reputation for the Self Relative to Gains for Others Predicts Social Media Use. Frontiers in Neuroscience 7: Article 439. Doi: 10.3389/fnhum.2013.00439 (2013).

Merkel, W. W.: 40-Jährige unter Druck. Die Welt vom 31. 10. 2013.

Metzinger, T.: The Myth of Cognitive Agency: Subpersonal Thinking as a Cyclically Recurring Loss of Mental Autonomy. Frontiers in Psychology doi: 10.3389/fpsyg.2013.00931 (2013).

Metzinger, T.: What Scientific Idea is Ready for Retirement? http://dge.org. Edge Foundation (2014).

Meyer-Lindenberg, A. und Tost, H.: Neural Mechanisms of Social Risk for Psychiatric Disorders. Nature Neuroscience 15: 663–668 (2012).

Michaelsson, K. et al.: Milk Intake and Risk of Mortality and Fractures in Women and Men: Cohort Studies. British Medical Journal. Doi: 10.1136/bmj.g6010 (2014).

Miller, A.: Am Anfang war Erziehung. Suhrkamp Verlag, Frankfurt am Main (1980).

Miller, M.: Das wahre Drama des begabten Kindes. Kreuz Verlag, Freiburg (2013).

Mischel, W. et al.: Delay of Gratification in Children. Science 244: 933–938 (1989).

Moffitt, T. E. et al.: A Gradient of Childhood Self-Control Predicts Health, Wealth, and Public Safety. PNAS doi: 10.1073/pnas.1010076108 (2010).

Moutsiana, C. et al.: Human Development of the Ability to Learn from Bad News. PNAS doi: 10.1073/pnas.1305631110 (2013).

Müller, A.-K.: Der Kita-Betrug. Der Spiegel 31, S. 16–18 (2014).

Müller, S.: Ist unsere Handschrift noch zu retten? In: Sind wir noch zu retten? Bildung und Erziehung. Domino Verlag (2014). Siehe dazu auch ein Bericht in Die Welt vom 16. Juni 2014.

Müller, U. et al.: A Developmental Systems Approach to Executive Function. Advances in Child Development and Behavior 45: 39–66 (2013).

Müller-Jung, J.: Entmutigung ist wohl das falsche Rezept. Frankfurter Allgemeine Zeitung vom 14. Januar 2015.

Ng, M. et al.: Global, Regional, and National Prevalence of Overweight and Obesity in Children and Adults during 1980–2013. Lancet doi: 10.1016/S0140-6736(14)60460-8 (2014).

Nordgren et al.: The Best of Both Worlds: Integrating Conscious and Unconscious Thought Best Solves Complex Decisions. Journal of Experimental Social Psychology 47: 509–511 (2011).

Northoff, G.: Slow Cortical Potentials and »Width of Present«. In: Unlocking the Brain, Vol II (Consciousness), Chapter 14. Oxford University Press (2013).

OECD (2014), zitiert nach Lüpke-Naberhaus, F.: Zwanzig Prozent der deutschen Schüler scheitern an Alltagsproblemen. SPIEGEL Online, 1. April 2014.

Ornish, D. et al.: Changes in Prostate Gene Expression in Men undergoing an Intensive Nutrition and Lifestyle Intervention. PNAS 105: 8369–8374 (2008).

Pabst, A. et al.: Substanzkonsum und substanzbezogene Störungen in Deutschland im Jahre 2012. Sucht 59: 321–331 (2013).

Padilla, A.: Review of Richard H. Thaler and Cass R. Sunstein, Nudge. Review of Austrian Economics 22: 425–429 (2009).

Paradis, G. et al.: Beitrag auf dem World Congress of Cardiology in Melbourne, Australien. May 4–7 (2014).

Parvizi, J. et al.: The Will to Persevere Induced by Electrical Stimulation of the Human Cingulate Gyrus. Neuron 80: 1–9 (2013).

Pasquet, V.: Abschied ohne Ende. Der Spiegel 36, S. 110–112 (2014).

Petrie, K. J. et al.: Role of Patient's View of their Illness in Predicting Return to Work and Functioning after Myocardial Infarction. British Medical Journal 312: 1191–1194 (1996).

Pickert, K.: The Mindful Revolution. Time Magazine. Ausgabe vom 3. Februar 2014.

Piontek, D. et al.: Komorbide Substanzstörungen in der erwachsenen Allgemeinbevölkerung. Sucht 59: 347–354 (2013).

Plass, D. et al.: Entwicklung der Krankheitslast in Deutschland. Deutsches Ärzteblatt 111: 629–638 (2014).

Pollo, A. et al.: The Top-Down Influence of Ergogenic Placebos on

Muscle and Fatigue. European Journal of Neuroscience 28: 379–388 (2008).

Powell, J. et al.: Orbital Prefrontal Cortex Volume Predicts Social Network Size. Proceedings of The Royal Society B. doi: 10.1098/rspb. 2011.2574 (2011).

Pegg, S.: Ich bin erwachsener als die Leute mir zutrauen. Die Welt, vom 15.8.2014.

Petermann-Meyer, A. und Reuter, E. in: Leben schmecken – Krebs, Krise, Kraft. DVD. Erhältlich über Durch die Brust ins Herz, Postfach 511170, 50947 Köln (2008).

Pinta-Studie. Im Auftrag des Bundesgesundheitsministeriums durchgeführte Studie, zitiert in Die Welt vom 25.3.2014.

Reinecke, L. et al.: The Guilty Coach Potato: The Role of Ego Depletion in Reducing Recovery Through Media Use. Journal of Communication doi: 10.1111/jcom.12107 (2014).

Renner, M. J. und Rosenzweig, M. R.: Enriched and Impoverished Environments. Effects on Brain and Behaviour. Springer Verlag, Berlin Heidelberg New York (1987).

Reuter, E.: Leben trotz Krebs – Eine Farbe mehr. Interviews zu einem gelingenden Leben nach Krebs. Schattauer Verlag, Stuttgart (2010).

Rigoni et al.: Inducing Disbelief in Free Will Alters Brain Correlates of Preconscious Motor Preparation: The Brain Minds Whether We Belief in Free Will or Not. Psychological Science 22: 613–618 (2011).

Rigoni, D. et al.: Reducing Self-Control by Weakening Belief in Free Will. Consciousness and Cognition 21: 1482–1490 (2012).

Rigoni, D. et al.: When Errors Do Not Matter: Weakening Belief in Intentional Control Impairs Cognitive Reaction to Errors. Cognition 127: 264–269 (2013)

Robra, B.-P. et al.: Überdiagnose und Übertherapie des Prostata-Carcinoms. In: Krankenhaus-Report. Schattauer Verlag, Stuttgart (2013).

Rodin, J. und Langer, E. J.: Long-Term Effects of a Control-Relevant Intervention with the Institutionalized Aged. Journal of Personality and Social Psychology 35: 879–902 (1977).

Roth, G.: Aus Sicht des Gehirns. Suhrkamp Verlag, Frankfurt am Main (2003).

Roth, G.: Worüber dürfen Hirnforscher reden – und in welcher Weise? Deutsche Zeitschrift für Philosophie (2/2004), S.223–234.

Rottmann, K.: Sei froh, dass du atmen kannst. Interview mit Charlotte Link. Die Welt vom 11. September 2014.

Rule, N. O. et al.: Culture in Social Neuroscience: A Review. Social Neuroscience 8: 3–10 (2013).

Saghai, Y.: Salvaging the Concept of Nudge. Journal of Medical Ethics doi: 10.1136/medethics-2012-100727 (2013).

Sagioglu, C. und Greitemeyer, T.: Facebook's Emotional Consequences. Computers in Human Behavior 35: 359–363 (2014).

Salimpoor, V. N. et al.: Interactions Between the Nucleus Accumbens and Auditory Cortices Predict Music Reward Value. Science 340: 216–219 (2013).

Sartre, J.-P: Das Sein und das Nichts. Rowohlt Verlag, Reinbeck bei Hamburg (1988).

Sartre, J.-P.: Sartre über Sartre, Rowohl Verlag, Reinbeck bei Hamburg (1997).

Satin, J. R. et al.: Depression as a Predictor of Disease Progression and Mortality in Cancer Patients. Cancer doi: 10.1002/cncr.24561 (2009).

Schaaf, J.: Warum ist mein Glas eigentlich schon wieder leer? FAS vom 29. Juni 2014.

Schindler, J.: Der Uhr-Mensch. Der Spiegel 36, S. 115–120 (2014).

Schmader, T. et al.: An Integrated Process Model of Stereotype Threat Effects of Performance. Psychological Reviews 115: 336–356 (2008).

Schmidt, S.: Achtsamkeit – Ein buddhistisches Konzept erobert die Welt. Freiburger Universitätsblätter Heft 201 (2013).

Schmidt, S.: Was ist Achtsamkeit? Sucht 60: 13–19 (2014).

Schneider, A. G.: Die Sucht zähmen. Apothekenumschau 7, Seite 65–67 (2014).

Schneider, U.: Der Anfang ist schmerzhaft. Der Spiegel 29, S. 70–72 (2014).

Schopenhauer, A.: Die Welt als Wille und Vorstellung, Könemann Verlag, Köln (1997).

Schröder, F. H. et al.: Screening and Prostate Cancer Mortallity. The Lancet doi: 10.1016/S0140-6736(14)60525 (2014).

Schurger et al.: An Accumulator Modell for Spontaneous Neural Activity Prior to Self-Initiated Movement. PNAS 109: E2904–2913 (2012).

Schurz, M. et al.: Fractionating Theory of Mind: A Meta-Analysis of Functional Brain Imaging Studies. Neuroscience and Biobehavioral Reviews 42: 9–34 (2014).

Sescousse, G. et al.: Processing of Primary and Secondary Rewards. Neuroscience and Biobehavioral Reviews 37: 681–696 (2013).

Shariff, A. F. and Vohs, K. D.: The World without Free Will. Scientific American (June 2014).

Shariff et al.: Free Will and Punishment: A Mechanistic View of Human Nature Reduces Retribution. Psychological Science doi: 10.1177/0956797614534693 (2014).

Sheeran, P. et al.: Gone Exercising: Mental Contrasting Promotes Physical Activity Among Overweight, Middle-Aged, Low SES Fishermen. Health Psychology 32: 802–809 (2013).

Siebenhofer A. et al: Self management of oral anticoagulation, Deutsches Ärzteblatt International 2014, 111(6) 83–91 doi: 10.3238/arztebl.2014.0083

Singer, W.: Keiner kann anders als er ist – Verschaltungen legen uns fest: Wir sollten aufhören, von Freiheit zu reden. Frankfurter Allgemeine Zeitung vom 8. Januar 2004.

Singer, W.: Selbsterfahrung und neurobiologische Fremdbestimmung: Zwei konfliktträchtige Erkenntnisquellen. Deutsche Zeitschrift für Philosophie (2/2004), S. 235–255.

Singer, W.: Grenzen der Intuition: Determinismus oder Freiheit. In: Summa – Festschrift für Dieter Simon (Hrsg. R. M. Kiesow, R. Ogorek, S. Simitis). Verlag Vittorio Klostermann, Frankfurt am Main (2005).

Song, Y. et al.: Whole Milk Intake Is Associated with Prostate Cancer-Specific Mortality among U.S. Male Physicians. The Journal of Nutrition 143: 189–196 (2013).

Soon, C. S. et al.: Unconscious Determinants of Free Decisions in the Human Brain. Nature Neuroscience 11: 543–545 (2008).

Sotiropoulos, I. et al.: Stress Acts Cumulatively To Precipitate Allzheimer's Disease-Like Tau Pathology and Cognitive Deficits. The Journal of Neuroscience 31: 7840–7847 (2011).

Spencer, S. J. et al.: Stereotype Threat and Women's Math Performance. Journal of Experimental Social Psychology 35: 4–28 (1999).

Spiegel, D.: Mind Matters- Group Therapy and Survival in Breast Cancer. The New England Journal of Medicine 345: 1767–1768 (2001).

Spiegel, D.: Effects of Psychotherapy on Cancer Survival. Nature Reviews 2: 1–7 (2002).

Spiegel, D. et al.: Effects of Supportive-Expressive Group Therapy on Survival of Patients with Metastatic Breast Cancer. Health Psychology 28: 579–587 (2007).

Spitzer, M.: Digitale Demenz. Nervenheilkunde 31: 493–497 (2012).

Spitzer, M.: Üben, sich im Griff zu haben. Nervenheilkunde 32: 878–881 (2013).

Spitzer, M.: Smartphones. Zu Risiken und Nebenwirkungen für Bildung, Sozialverhalten und Gesundheit. Nervenheilkunde 33:9–15 (2014).

Spitzer, M.: Familienabendessen. Nervenheilkunde 33: 759–760 (2014).

Stacey, D. et al.: Decision Aids for People Facing Health Treatment or Screening Decisions. Cochrane Database System Reviews doi: 10.1002/14651858.CDD001431.pub4 (2014).

Steele, C. M. und Aronson, J.: Stereotype Threat and the Intellectual Test Performance of Africans Americans. Journal of Personality and Social Psychology 69: 797–811 (1995).

Sullivan et al.: The Role of Presurgical Expectancies in Predicting Pain and Function One Year Following Total Knee Arthroplasty. Pain 152: 2287–2293 (2011).

Satterthwaite, T. D. et al.: Impact of Puberty on the Evolution of Cerebral Perfusion during Adolescence. PNAS doi: 10.10073/pnas.1400178111 (2014).

Tang, D. W. et al.: Behavioral and Neural Valuation of Foods Is Driven by Implicit Knowledge of Caloric Content. Psychological Science. Doi: 10.1177/0956797614552081 (2014).

Taylor, G. et al.: Change in Mental Health after Smoking Cessation: Systematic Review and Meta-Analysis. British Medical Journal doi: 10.1136/bmj.g1151 (2014).

te Wildt, B. T.: Nicht substanzgebundene Abhängigkeit – Verhaltenssüchte. Psychother. Psych. Med. 64: 151–160 (2014).

Thaler, R. und Sunstein, C.: Libertarian Paternalism. American Economic Review 93: 175–179 (2003).

Thaler, R. und Sunstein, C.: Nudge: Improving Decisions about Health, Wealth, and Happiness. Yale University Press, New Haven, CT (2008).

Tinker, J. E. und Tucker, J. A.: Environmental Events Surrounding Natural Recovery from Obesity. Addictive Behaviors 22: 571–575 (1997).

Tomasello, M. und Vaish, A.: Origins of Human Cooperation and Morality. Annual Review of Psychology 64: 231–255 (2013).

Tomasetti, C. und Vogelstein, B.: Variation in Cancer Risk Among Tissues Can Be Explained by the Number of Stem Cell Divisions. Science 347: 78–81 (2015).

Trevana, J. A. und Miller, J.: Cortical Movement Preparation Before and After a Conscious Decision to Move. Consciousness and Cognition 11: 162–190 (2002).

Trost, W. et al.: Mapping Aesthetic Musical Emotions in the Brain. Cerebral Cortex doi: 10.1093/cercor/bhr353 (2011).

Virtanen, M. et al.: Long Working Hours And Alcohol Use. British Medical Journal 350: g7772 (2015).

Vitinius, F. et al.: Konzeption, Implementierung und Erfahrungen mit einem strukturierten Kommunikationstraining für onkologisch tätige Ärzte. Psychotherapie Psychsosomatik und Medizinische Psychologie 63: 482–488 (2013).

Wagner, U. und Brüggen, N.: Teilen, vernetzen, liken. Jugend zwischen Eigensinn und Anpassung im Social Web. Nomos Verlag, Baden-Baden (2013).

Weis, J. und Giesel, J. M.: Subjective Dimensions of Patient Competence. Patient Education and Counseling 73: 511–518 (2008).

Whitman, G.: Against New Paternalism. Internalities and the Economics of Self-Control. Policy Analysis 563. Ausgabe vom 22. Februar 2006.

Wilkinson, T. M.: Thinking Harder about Nudges. Journal of Medical Ethics 39: 486 (2013).

Wilson, T. D. et al.: Just Think: The Challenges of the Disengaged Mind. Science 345: 75–77 (2014).

Witt, A. et al.: Das Ausmaß von Kindesmissbrauch, -misshandlung und -vernachlässigung in Deutschland. Nervenheilkunde 32: 813–818 (2013).

Wölfling, K.: Interview in: Der Spiegel 7 (2014)

Zaki, J. und Ochsner, K. N.: The Neuroscience of Empathy: Progress, Pitfalls and Promise. Nature Neuroscience 15: 675–680 (2012).

Zeigarnik, B.: Untersuchungen zur Handlungs- und Affektpsychologie. Psychologische Forschung 9: 1–85 (1927).

Zenner, C. et al.: Mindfulness-Based Interventions in Schools. Frontiers in Psychology doi: 10.3389/fpsyg.2014.00603 (2014).

Zur Hausen, H.: Interview in Frankfurter Allgemeine Zeitung vom 23.4.2014.

Anmerkungen

1. Immer und überall in diesem Buch sind, wenn nicht ausdrücklich anders angegeben, beide Geschlechter gemeint. Ich werde aber, alleine um der guten Lesbarkeit willen, im weiteren Verlauf nur die männliche Form benutzen.
2. Zum Zusammenhang zwischen Ressourcenknappheit, Sesshaftigkeit und der »Erfindung der Arbeit« siehe Joachim Bauer: Arbeit – Warum unser Glück von ihr abhängt und wie sie uns krank macht (2013).
3. Wilson et al. (2014). 67 Prozent der untersuchten jungen Männer und 25 Prozent der jungen Frauen machten von der Möglichkeit Gebrauch, sich einen Stromstoß zu verpassen. Ein Teil der Männer tat dies sogar wiederholt.
4. »Eudaimonia« war die Bezeichnung der Philosophen des alten Griechenlands für das gelungene Leben.
5. Frederickson et al. (2013).
6. Dem Konzept der gnadenlosen Selbstkontrolle folgte unter anderem auch die von Alice Miller eindrucksvoll beschriebene sogenannte Schwarze Pädagogik (Miller, 1980). Durch sie wurden Menschen in einer Epoche, die von etwa der Mitte des 19. Jahrhunderts bis in die Jahrzehnte nach dem Zweiten Weltkrieg reichte, im Dienste der Selbstkontrolle bereits im Kindesalter seelisch gebrochen.
7. Marteau et al. (2012).
8. Daniel Kahnemann hat das Trieb- oder Basissystem als »System 1«, das Kontrollsystem als »System 2« bezeichnet (Kahnemann, 2003).
9. Die Begriffe Aufbausystem, Stirnhirn und Präfrontaler Cortex meinen ein und dasselbe.

10   Ein Beispiel für ein funktionierendes Arbeitsgedächtnis: Eine Oberärztin sitzt über der Ausarbeitung des Dienstplanes des kommenden Monats. Gleichzeitig hat sie im Kopf, dass in 10 Minuten die Abteilungskonferenz beginnen wird. Trotz alledem hat sie nicht vergessen, dass sie zu Beginn der Konferenz den Chefarzt auf ihre Abwesenheit in der kommenden Woche hinweisen und am Ende der Konferenz noch einen Assistenten abfangen muss, um mit ihm einen Gutachtenfall zu besprechen. Dass sie alle genannten Punkte auf dem Radar behält und trotzdem innerhalb von fünf Minuten den Dienstplan fertig bekommt, zeigt, dass sie über ein funktionierendes Arbeitsgedächtnis verfügt.

11   Zu Deutsch: Benutze oder verliere es.

12   »Wille« war für Schopenhauer ein hinter den sichtbaren Phänomenen der Welt stehender, sozusagen erkenntnisloser Drang des Dasein-Wollens. Unserer Erkenntnis zugänglich, so Schopenhauer, seien lediglich die konkreten Ausformungen oder »Objektivationen« dieses Hintergrundprinzips, wie sie sich zum Beispiel im Verhalten des Menschen zeigen. Bei einzelnen Akteuren seien, anders als beim undurchschaubaren Weltwillen, in jeweils eine bestimmte Richtung zielende Einzelwillen (als »Objektivationen« des Weltwillens) erkennbar. Auch intrapersonale Motive, die menschliches Handeln leiten, sind für Schopenhauer »Objektivationen« des Weltwillens, allerdings in blinder, sich widerstreitender Vielfalt. Das innerhalb einer Person jeweils stärkste Motiv, so Schopenhauer, setze sich durch (Schopenhauer, 1997). Nicht ohne Grund stellte der Hirnforscher Hans Helmut Kornhuber, von dem nachfolgend noch die Rede sein wird, fest, Schopenhauer habe kurzerhand »den Trieb in Willen umbenannt« (Kornhuber und Deeke, 2009).

13   Schopenhauer (1997), S. 430.

14   »Die Struktur der Wahl impliziert, dass sie eine Wahl in der Welt ist«, so Sartre. Siehe Sartre (1988), S. 758–759 sowie S. 830.

15   Sartre (1997), S. 164.

16   Platon lebte von etwa 428/427 bis etwa 348/347 vor Christus.

17   Um Benjamin Libets berühmtes Experiment, dessen Ergebnisse er 1983 veröffentlicht hatte, wirklich verstehen zu können, muss

man die Vorarbeiten zweier deutscher Hirnforscher kennen, welche mit ihren bahnbrechenden Arbeiten erst die Grundlage für Libets Untersuchungen legten. Bereits einige Jahre vor Libet hatten Hans Helmut Kornhuber (1928–2009) und sein damaliger Doktorand Lüder Deecke (geb. 1938) an der Universität Freiburg im Breisgau die Hirnstromkurven von Personen untersucht, die selbstinitiierte, willentliche Bewegungen ausführten (Kornhuber und Deecke, 1965; Deecke et al., 1976 Deecke 1987 und 2014). Dass die Hirnstromkurve, auch EEG genannt, bei der Ausführung einer Bewegung mit einem Ausschlag, einem sogenannten Potenzial reagiert und damit das Aktivwerden eines im Gehirn jeweils zuständigen Nervenzell-Netzwerkes anzeigt, war bereits damals keine Überraschung mehr. Neu war aber etwas anderes: Die beiden Hirnforscher entdeckten, dass die Hirnstromkurve bereits etwa eine Sekunde *vor* Ausführung einer Bewegung beginnt, einen schwachen, ansteigenden Ausschlag, also ein der Bewegung *vorausgehendes* Potenzial, zu produzieren. Seine nur sehr schwache Ausprägung lässt dieses Potenzial erst dann erkennbar werden, wenn die Hirnstromkurven von etwa vierzig Wiederholungsuntersuchungen mit ein und derselben Testperson übereinandergelegt werden. Kornhuber und Deecke, die mit ihrer 1965 publizierten Entdeckung in der Szene der Hirnforscher weltberühmt wurden, nannten die von ihnen aufgedeckte, einer willentlichen Bewegung vorausgehende elektrische Aktivität des Gehirns Bereitschaftspotenzial (Englisch: »readiness potential«, abgekürzt RP).

Den US-amerikanischen Hirnforscher Benjamin Libet interessierte nun einige Jahre später die Frage, ob das von Kornhuber und Deecke entdeckte, einer beabsichtigten Bewegung vorgeschaltete Bereitschaftspotenzial möglicherweise etwas mit der bewusst getroffenen Entscheidung zu tun habe, welche logischerweise getroffen werden muss, wenn jemand eine Bewegung in Gang setzen will. Zur Klärung dieser Frage wiederholte Libet die von Kornhuber und Deecke durchgeführten Experimente (Libet et al., 1983). Die an eine Hirnstromkurve angeschlossenen Testpersonen wurden also wieder aufgefordert, sich innerhalb eines kurzen, wenige Sekunden währenden Zeitfensters zu entscheiden, mit dem Finger eine Bewegung auszuführen. Den Zeitpunkt der Bewegung sollten die Probanden – innerhalb des ihnen vorgegebenen Zeitfensters – selbst frei bestimmen. Libet wusste, dass jeder willentlichen Bewegung ein Bereitschaftspotenzial vorausgehen würde. Dabei musste auch er, um es abbilden zu können, die Hirnstromkurven von jeweils etwa vierzig Wiederholungsuntersuchungen mit ein und derselben Testperson übereinanderlegen.

Um untersuchen zu können, in welcher zeitlichen Beziehung das Bereitschaftspotenzial mit der bewussten Entscheidung, den Finger zu bewegen, stand, benötigte Libet eine Auskunft der Testperson über den genauen Zeitpunkt ihres bewussten Entschlusses, den Knopf zu drücken. Dieses etwas knifflige Problem löste er – in Anlehnung an Experimente des Physiologen und Psychologen Wilhelm Wundt (1832–1920) – mit einer großen Uhr, auf der für die Testpersonen ein zügig kreisender Zeiger zu sehen war. Auf diese Weise konnten die Probanden den Zeitpunkt ihrer bewussten Entscheidung durch die jeweilige momentane Position des kreisenden Zeigers bestimmen und mitteilen. Der Moment der Entscheidung zur Bewegung des Fingers wurde von den Probanden auf durchschnittlich 200 Millisekunden vor der dann tatsächlich von ihnen ausgeführten Fingerbewegung datiert. Da das Bereitschaftspotenzial, wie schon Kornhuber und Deecke beobachtet hatten, aber bereits etwa eine Sekunde vor der Bewegung einsetzte, bedeutete dies, dass der Zeitpunkt der bewussten Entscheidung zur Bewegung dem Einsetzen des Bereitschaftspotenzials *folgte,* ihm also nicht etwa vorausging. Der Zeitpunkt der von den Probanden angegebenen bewussten Entscheidung hinkte dem Beginn des Bereitschaftspotenzials damit um durchschnittlich etwa 800 Millisekunden hinterher. Das Gehirn der Probanden war also – wie es schien – bereits vorbereitend aktiv geworden, *bevor* die Probanden ihre bewusste Entscheidung getroffen hatten.

Aus Libets Beobachtungen zogen Gerhard Roth und Wolf Singer weitreichende Schlussfolgerungen. Weil das Gehirn, so ihre Argumentation, bereits ein Bereitschaftspotenzial produziere, bevor eine Person die bewusste Entscheidung zu einer Bewegung getroffen habe, sei der freie Wille des Menschen ein Trugbild. Das bewusste Ich bilde sich zwar ein, Entscheidungen zu fällen. Vor dem bewussten Ich habe aber immer schon das Gehirn entschieden, das Ich nicke dessen Entscheidung sozusagen nur nachträglich ab. »Nicht das Ich, sondern das Gehirn entscheidet«, so Roth (Roth, 2003). Auch Singer sah das Ich entmachtet, da alle Entscheidungen auf »gleichermaßen deterministischen neuronalen Prozessen beruhen« (Singer, 2004). Da keiner anders könne als er (oder sie) nun einmal sei, solle man »aufhören, von Freiheit zu reden«. Nachdem die beiden Kollegen erst einmal bei diesen – von ihnen als »eindeutig« bezeichneten – Schlussfolgerungen angekommen waren, öffneten sie weitere Schleusen und setzten gleich auch die persönliche Verantwortung außer Kraft: »Das bewusste, denkende und wollende Ich ist nicht im moralischen Sinne verantwortlich für dasjenige, was das Gehirn tut, auch wenn dieses Gehirn ›perfiderweise‹ dem Ich die entsprechende Illusion verleiht ... Wenn Verantwortung an persönliche moralische Schuld gebunden ist, wie es im deutschen Strafrecht der Fall ist, dann können wir nicht subjektiv verantwortlich sein, weil niemand schuld an etwas sein kann, das er gar nicht begangen hat.« (Roth, 2003). Singer plädiert zwar nicht dafür, das Strafen abzuschaffen, mit der Strafe aber nicht auf die Person, sondern auf die »Hirnarchitektur des Delinquenten« zu zielen. Bestraft werden müsse, dass die »neuronale Ausstattung« einen Menschen »mehr als im Durchschnitt zu erwarten sei« zu einer Straftat veranlasst habe. Wenn auf diese Weise »hirnphysiologischen Erkenntnissen« Rechnung getragen werde, meint Singer, ersetze man die »konfliktträchtige Zuschreibung graduierter Freiheit und Verantwortlichkeit durch ... einen vorurteilsfreien Raum« (Singer, 2004 und 2005).

Die von Roth und Singer aus dem Libet-Experiment gezogenen Schlussfolgerungen wurden weder von Libet selbst noch von Kornhuber und Deecke geteilt, im Gegenteil, sie wurden von den beiden Letzteren ausdrücklich verworfen (Kornhuber und Deecke, 2009; Deecke, 2012, 2014). Tatsächlich sind die weitreichenden

Deutungen von Roth und Singer unhaltbar. Die Gründe dafür betreffen zunächst Fragen der Messtechnik, sodann – zweitens – die Frage der Natur des Bereitschaftspotenzials und schließlich – drittens – die Frage, inwieweit das Libet-Experiment überhaupt so etwas wie eine freie Willensentscheidung abbildet.

Bereits die mit der Messtechnik zusammenhängenden Probleme sind alles andere als eine Nebensächlichkeit. Den Kern des Libet-Experiments bildet das Verhältnis zwischen dem Zeitpunkt des Einsetzens des Bereitschaftspotenzials einerseits und dem Moment der bewussten Entscheidung zur Fingerbewegung andrerseits. Bei der Bestimmung beider Zeitpunkte bestehen erhebliche Unsicherheiten. Der Zeitpunkt der bewussten Entscheidung wird, wie bereits erwähnt, auf ungefähr 200 Millisekunden vor der tatsächlich ausgeführten Fingerbewegung datiert. Tatsächlich handelt es sich hier um einen Mittelwert, der verbirgt, dass zahlreiche Probanden den Zeitpunkt ihrer Entscheidung weit früher datieren – in einigen Fällen auf bis zu über 900 Millisekunden vor der tatsächlich ausgeführten Bewegung (Haggard und Eimer, 1999; bei den von Libet selbst durchgeführten Experimenten lag der von einzelnen Probanden angegebene Zeitpunkt der bewussten Entscheidung bis zu 400 Millisekunden vor der tatsächlichen Bewegung). Damit würden sich der Zeitpunkt der bewussten Entscheidung und das Einsetzen des Bereitschaftspotenzials erheblich näher kommen. Tatsächlich scheint der Zeitpunkt der bewussten Entscheidung aber noch deutlich früher zu liegen. Man kann, anstatt die Probanden den Zeitpunkt ihres bewussten Entschlusses – wie es Libet tat – mithilfe eines zügig kreisenden Uhrzeigers angeben zu lassen, die Versuchsteilnehmer veranlassen, den Zeitpunkt ihrer Entscheidung durch die Wahl eines bestimmten Tons – innerhalb einer Folge von gehörten Tönen – zu markieren. In diesem Falle liegt der Zeitpunkt der bewussten Entscheidung 1 400 Millisekunden, also 1,4 Sekunden vor der dann tatsächlich ausgeführten Bewegung (Matsuhashi und Hallett, 2008).

Probleme bestehen jedoch nicht nur bei der Bestimmung des Zeitpunktes der bewussten Entscheidung, sondern auch bei der

Datierung des Bereitschaftspotenzials, bei dem es sich, wie bereits erwähnt, um einen Mittelwert handelt, der sich erst aus etwa vierzig Einzelmessungen ergibt. Grundlage der Ermittlung dieses Mittelwerts ist eine Orientierung am frühesten der gemessenen Werte. Der dadurch erzeugte Schmiereffekt (»smearing effect«) hat eine tendenzielle Vordatierung des Bereitschaftspotenzials zur Folge (Trevena und Miller, 2002). Vor dem Hintergrund der genannten Aspekte steht die Vordatierung des Bereitschaftspotenzials vor die bewusste Entscheidung bereits messtechnisch auf mehr als schwachen Füßen, zumindest bedarf sie einer weiteren wissenschaftlichen Beschäftigung.

Ein zweiter Kritikpunkt gegen die Deutungen von Roth und Singer betrifft die Natur des Bereitschaftspotenzials. Kann es als eine Vorentscheidung des Gehirns gedeutet werden, die dann folgende Handlung auszuführen? Wie bereits erwähnt, lässt es sich nur darstellen, wenn das Bewegungsexperiment etwa vierzig Mal von derselben Testperson wiederholt wird und die dabei abgeleiteten Hirnstromkurven übereinandergelegt werden. Beim Bereitschaftspotenzial handelt es sich also – ähnlich einem Fruchtsaftkonzentrat – um ein Extrakt. Doch woraus wurde extrahiert? Worum genau handelt es sich bei den schwachen Wellenbewegungen, aus denen Kornhuber und Deecke einst in Freiburg das Bereitschaftspotenzial extrahierten? Eine Klärung dieser Frage gelang mit Untersuchungen, an denen auch die Arbeitsgruppe meines Freiburger Kollegen Stefan Schmidt beteiligt war. Den ersten Teil des Bereitschaftspotenzials bildet eine langsam ansteigende Anlaufphase, die als Bereitschaftspotenzial (BP1) bezeichnet wird und der die steil ansteigende zweite Hälfte, das Bereitschaftspotenzial 2 (BP2) folgt. Das BP1 verdankt seine Herkunft permanent vorhandenen und jederzeit über der gesamten Hirnoberfläche messbaren, relativ langsamen Potenzialschwankungen (Schurger et al., 2012; Jo et al., 2013 und 2014). Die Existenz dieser langsamen Potenziale, die einen steten Wechsel zwischen Negativ- und Positivwellen zeigen, ist schon lange bekannt. Wegen ihres verglichen mit anderen vom Gehirn produzierten elektrischen Rhythmen eher langsamen Verlaufs werden sie als »slow cortical potentials« (abgekürzt SCPs) bezeichnet (Birbaumer, 1999; Northoff, 2013; siehe auch Guggisberg und Mottaz, 2013). Die Negativ- und Positivausschläge der SCPs können zwischen 300 Millisekunden bis mehrere Sekunden dauern. (Über der Kopfoberfläche abgeleitete, vom Gehirn her produzierte elektrische Negativladungen werden in der Hirnstromkurve, einer internationalen Übereinkunft zufolge, als Ausschläge nach oben abgebildet und umgekehrt).

Die Schwankungen der »slow cortical potentials„ sind, wie bereits festgestellt, ein auf unserer Hirnoberfläche *permanent* ablaufendes Phänomen. Wie lässt sich daher erklären, dass sich ein aus ihnen abgeleiteter Extrakt, nämlich die Anlaufphase des Bereitschaftspotenzials (BP1), ausgerechnet jeweils kurz vor einer willentlich in Gang gesetzten Bewegung finden lässt? Die Antwort eröffnet uns einen spannenden Einblick in die feinen Steuerungssysteme des Gehirns: Jedes Mal, wenn die »slow cortical potentials« (SCP) in der Hirnstromkurve eine elektrische *Negativ*welle zeigen, befinden sich die im Gehirn für die Steuerung von Bewegungen zuständigen Nervenzell-Netzwerke kurzfristig in erhöhter Reaktionsbereitschaft (Aus diesem Grunde sind es z. B. fast immer die Negativphasen der SCP-Kurve, in denen epileptische Anfälle starten). Umgekehrt sind diese Nervenzell-Netzwerke dann, wenn die SCP-Kurve eine elektrische *Positiv*welle durchläuft, in einem *kurzfristig gehemmten Zustand*. Wenn eine Person – so wie die Testpersonen bei Kornhuber, Deecke und Libet – erst einmal beschlossen hat, innerhalb eines ihr vorgegebenen Zeitfensters irgendwann den Finger zu bewegen, fällt die Entscheidung zum Vollzug der Bewegung vorzugsweise in eine Phase, in der die »slow cortical potentials« (SCPs) auf der Hirnstromkurve eine elektrische *Negativ*welle zeigen (Schurger et al., 2012; Jo et al., 2013, 2014). So ergibt sich aus den – nach rund vierzig Versuchsdurchgängen aufaddierten – Negativphasen der SCPs die Anlaufphase des Bereitschaftspotenzials. Dieses kurzerhand als Quelle des dann von ihnen zur Fata Morgana erklärten freien Willens interpretiert zu haben, stellt einen unhaltbaren Irrtum von Roth und Singer dar. Wären die Negativphasen der »slow cortical potentials« (SCPs), denen die Anlaufphase des Bereitschaftspotenzials entstammt, tatsächlich der Ort, an dem das Gehirn – dem bewussten Ich vorgeschaltet – entscheidet, müsste es in jeder Negativphase der SCPs zu einer Bewegung kommen, was nicht der Fall ist.

Der dritte Einwand gegen die von Roth und Singer gegebene Interpretation des Libet-Experiments betrifft die Frage, ob die Entscheidung, welche die Testpersonen im Libet-Experiment zu fällen haben, tatsächlich eine freie Willensentscheidung abbildet. Diese Frage ist klar zu verneinen, denn die freie Willensentscheidung der Testpersonen war, als sie nur noch über den Zeitpunkt der Fingerbewegung zu entscheiden hatten, schon lange gefällt. Freie Willensentscheidungen beinhalten qua definitionem die Möglichkeit einer Wahl. Diese war bereits erfolgt, als die Testpersonen beschlossen hatten, am Experiment teilzunehmen. Lediglich den Zeitpunkt einer auszuführenden Bewegung bestimmen zu können, entspricht keiner freien Willensentscheidung. Dies wurde auch von vielen Testpersonen so wahrgenommen, (Jo et al., 2014; siehe auch Kornhuber und Deecke, 2009 sowie Deecke, 2014). Die tatsächliche neurobiologische Adresse des freien Willens – also der grundsätzlichen Bereitschaft, sich an der experimentellen Prozedur zu beteiligen – ist der bereits erwähnte Präfrontale Cortex (siehe dazu unter anderen Soon et al., 2008). Die Entscheidung, die während des Libet-Experiments selbst fällt, betrifft lediglich den Zeitpunkt, *wann* das Gehirn der Testteilnehmer das für die Bewegung erforderliche neuronale Netzwerk freischaltet. Hinzu kommt, dass Entscheidungen im realen Leben, die eine echte Wahl beinhalten, in der Regel nicht – wie im Libet-Experiment – innerhalb eines wenige Sekunden dauernden Zeitkorridors gefällt werden, sondern sich langsam, über mehrere unterscheidbare Zwischenschritte entwickeln (Guggisberg und Mottaz, 2013).

Vom Ort der Entscheidungsfindung, also vom Präfrontalen Cortex aus, wird nach erfolgter Entscheidung die *Ausführung* an die zuständigen nachgeordneten Teile des Gehirns delegiert (Kornhuber und Deecke, 2009). Im Falle des Libet-Experiments lassen die nachgeschalteten Hirnregionen, an welche delegiert wurde, die Realisation der Bewegung vorzugsweise in den Negativphasen der SCPs stattfinden. Mit einer den bewusst erlebten freien

Willen unterlaufenden Vorentscheidung des Gehirns hat das Bereitschaftspotenzial – worauf auch dessen Entdecker Kornhuber und Deecke nachdrücklich hingewiesen haben – nichts zu tun. Dank ihrem weiterhin freien Willen können Versuchspersonen, wie schon Benjamin Libet beobachtete, trotz eines bereits angelaufenen Bereitschaftspotenzials die tatsächliche Bewegung des Fingers noch im letzten Moment stoppen. Dieses durch das subjektive Ich gesteuerte Veto ist bis zu einem Zeitpunkt von 100 Millisekunden vor der tatsächlichen Bewegung möglich.

Nicht das Bereitschaftspotenzial steuert den freien Willen, eher umgekehrt: Menschen sind in der Lage, willentlichen Einfluss auf jene Potenziale zu nehmen, denen die Anlaufphase des Bereitschaftspotenzials (BP1) ihre Herkunft verdankt, also auf die »slow cortical potentials«! Der Tübinger Hirnforscher Nils Birbaumer konnte zusammen mit weiteren Kollegen zeigen, dass die SCPs einer Bio-Feedback-Beeinflussung zugänglich sind und sich durch den bewussten Willen beeinflussen lassen. Dieser Umstand ermöglicht es komplett gelähmten sogenannten Locked-In-Patienten, über Gehirn-Computer-Interfaces mit der Außenwelt zu kommunizieren (Birbaumer, 1999). Die irrige Annahme von Roth und Singer, das Bereitschaftspotenzial sei dem Willen übergeordnet und widerlege seine Freiheit, muss also sozusagen vom Kopf auf die Füße gestellt werden.

Den meisten Menschen dürfte eine Situation vertraut sein, in der sich das Libet-Experiment quasi in einer Alltagsversion abspielt: Man ist erwacht, liegt aber noch im Bett und hat – dank dem freien Willen – trotz einer deutlich spürbaren Unlust beschlossen, jetzt aufzustehen. In dieser etwas lähmenden Situation fragt man sich manchmal, wann und wie das »Ereignis« des Aufstehens denn nun wohl stattfinden werde. Den unerklärlichen Ruck, mit dem wir es am Ende schaffen, uns müde aus dem Bett – oder trotz Ermattung von einem Stuhl – zu erheben, verdanken wir vermutlich einer der Negativauslenkungen in der Kurve der »slow cortical potentials«. Glücklicherweise müssen wir nicht auch noch für den allerletzten Anstoß, etwas von uns Beschlossenes tatsächlich zu tun, den freien Willen bemühen!

18 Habermas (2004). Der Kyoto-Preis gilt als eine Art Nobelpreis der Philosophie. Zunächst kritisierte Habermas bei dieser Gelegenheit, wie vor ihm schon andere, die unhaltbare Gleichsetzung der kontextlosen Entscheidungssituation des Libet-Experiments, die er als Artefakt qualifizierte. Der den Testpersonen anheimgestellten Entscheidung, innerhalb eines kurzen Zeitfensters selbst zu bestimmen, wann sie eine Fingerbewegung ausführen, sprach Habermas sämtliche Voraussetzungen ab, die bei einer abwägenden Willensentscheidung tatsächlich gegeben sein müssten (siehe dazu auch Guggisberg und Mottaz, 2013). Die Testpersonen im Libet-Experiment hätten keine Wahl zwischen echten Alternativen. Von hier aus ging Habermas in seiner Kyoto-Rede dann zum Kern des Problems über. Weder die Verankerung mentaler Prozesse in der biologischen Natur des Menschen noch die Entwicklung des bewussten Denkens im Rahmen der Evolution wird von Habermas infrage gestellt. Dass Menschen die Natur allerdings analysieren und die sie leitenden Gesetze erkennen können, setze jedoch zwingend Bewusstsein, mentale Operationen und intersubjektive, also soziale Prozesse voraus. Ohne Intersubjektivität des Verstehens, ohne den gegenseitigen Austausch von Perspektiven und ohne Diskurs gebe es keine Objektivität des Wissens. Einerseits sei der Geist zwar aus der Interaktion von Gehirnen hervorgegangen, andrerseits behaupte er diesen Gehirnen gegenüber aber eine relative Selbstständigkeit, »weil der nach eigenen Regeln organisierte Haushalt intersubjektiv geteilter Bedeutungen [denen wir auch unser naturwissenschaftliches Erkennen verdanken; J. B.] symbolische Gestalt angenommen hat« [z. B. in Form von Sprache, Texten, Abbildungen, Filmen, Computerprogrammen etc.; J. B.].

Da erst die intersubjektive Prüfung subjektiver Evidenzen die fortschreitende Objektivierung der Natur ermögliche, können Habermas zufolge zum Bereich des Geisteslebens gehörende »Verständigungsprozesse nicht im ganzen auf die Objektseite gebracht, also nicht vollständig als innerweltlich determiniertes Geschehen beschrieben werden«. Abzulehnen sei daher nicht nur ein »Idealismus, der in allen Naturprozessen die begründende Kraft des Geistes am Werke sieht«, sondern umgekehrt auch ein »von unten ansetzender Monismus«, der das Geistesleben ausschließlich als durch biologische Prozesse determiniert ansehe und zu einem Epiphänomen der materiellen Welt reduziere. In diesem Zusammenhang erwähnt Habermas die als neuronale Plastizität bezeichnete bedeutsame Tatsache, dass soziale Erfahrungen die Mikrostrukturen des Gehirns formen können: »Über die Regelung des Symbolgebrauchs [z. B. durch sprachliche Äußerungen, Texte oder Filme; J. B.] können die Bedeutungssysteme auf die Gehirne der Beteiligten ihrerseits Einfluss nehmen.« Gegenläufig zur »Determinierung des subjektiven Geistes durch das Gehirn« gebe es, so Habermas, also auch eine »Programmierung des Gehirns durch den objektiven Geist«. Unklar bleibe allerdings vorläufig noch, wie eine solche »mentale Verursachung« zu begreifen sei.

Einen Hinweis des amerikanischen Philosophen John Searle aufgreifend, äußert Habermas schließlich einen weiteren, überaus originellen evolutionstheoretischen Gedanken. Das Phänomen des bewussten Geisteslebens und die von uns subjektiv erlebte Freiheit des Denkens und Handelns sei ein seiner Natur nach derart aufwendiges und – evolutionsbiologisch gesehen – derart kostspieliges Projekt, dass davon ausgegangen werden müsse, dass sich die Evolution dieses sozusagen lästigen Phänotyps entledigt hätte, wenn er keine wirklich bedeutende Rolle im Leben und für das Überleben spielen würde. Möglicherweise erkläre dieser Aspekt die, wie Habermas es formulierte, »Stabilität unseres Freiheitsbewusstseins gegenüber dem naturwissenschaftlichen Determinismus«. Das zur Welt des Geistes gehörende, subjektiv erlebte Freiheitsbewusstsein des Menschen sieht Habermas jedenfalls »der Erklärungsperspektive der heute bekannten Naturwissenschaften« entzogen. Mit Blick auf die Summe der von ihm dargelegten Aspekte plädiert Habermas für einen »Perspektivendualismus«. Die natur- und geisteswissenschaftliche Herangehensweise sieht er dabei aber nicht gegeneinandergestellt. Beide Wissensperspektiven seien komplementär »verschränkt«, sie könnten aber nicht aufeinander reduziert werden.

19 Dieses Argument wurde vor allem von Benjamin Libet ins Feld geführt. Dass der Beginn des Bereitschaftspotenzials bereits vor den Zeitpunkt datiert, den die Probanden als den Zeitpunkt ihres bewussten Beschlusses, eine Bewegung mit dem Finger auszuführen, angeben, zeige an, dass der Willensentschluss zur Bewegung unbewusst gefällt worden sei. Willensentscheidungen, so Libet, seien nicht frei, da sie unbewusst gefällt würden. Wie schon erwähnt, hat das Bewusstsein aber die Möglichkeit, die Ausführung der – angeblich rein unbewusst gefällten – Willensentscheidung noch zu widerrufen (Deecke, 2012 und 2014). Im Übrigen haben neben vielen anderen kürzlich auch nochmals Guggisberg und Mottaz (2013) darauf hingewiesen, dass eine strenge Trennung zwischen Bewusstsein und Unbewusstem, wie sie von Libet – und vor ihm schon von Freud – vorausgesetzt wird, tatsächlich nicht haltbar ist.

20 Siehe dazu auch Deecke (2012).

21 Beobachtungen dieser Art führten zur sogenannten Unconscious Thought Theory (UTT)(Dijksterhuis und Nordgren, 2006; Nordgren et al., 2010). Klare Aussagen zur Kooperation zwischen bewusstem und unbewusstem System finden sich unter anderem auch bei Kornhuber und Deecke sowie bei John Bargh, einem herausragenden Vertreter der neueren Forschung über unbewusst ablaufende Prozesse (Bargh, 2012).

22 Baumeister et al. (2009), Shariff und Vohs (2014), Shariff et al. (2014).

23 Rigoni et al. (2011, 2012, 2013). Zur Untersuchung der Fähigkeit, Impulse zu kontrollieren, verwendet man unter anderem sogenannte Go/No go-Tests, bei denen Testpersonen auf einen Bildschirm schauen und eine Serie nacheinander, jeweils kurz erscheinender Zeichen beachten sollen. Beim Erscheinen eines sehr häufig, in Serie wiederholt auftretenden Zeichens, zum Beispiel eines grünen Kreises, sollen die Probanden jedes Mal eine Taste drücken (»go«). Erscheint auf dem Bildschirm zwischendurch ein selten auftretendes zweites Zeichen, zum Beispiel ein roter Kreis, soll die Taste aber nicht gedrückt werden (»no go« oder Inhibition). Je rascher die Zeichen auf dem Bildschirm nacheinander auftauchen, desto höher sind die Anforderungen an die

Aufmerksamkeit der Testperson und an ihre Fähigkeit zur Inhibition. Testpersonen, die man von der Nichtexistenz des freien Willens überzeugt hatte, zeigten nicht nur eine verminderte Fähigkeit zur Inhibition, sondern – man beachte! – auch ein verringertes Bereitschaftspotenzial. Der subjektive Glaube oder Unglaube an den freien Willen beeinflusst also just jenen neurobiologischen Vorbereitungsprozess, der von Vertretern des Determinismus als Beweis für die Determiniertheit menschlicher Entscheidungen betrachtet wird.

24 Der britische Schauspieler Simon Pegg sprach kürzlich von einer »Infantilisierung, die ewige Jugendlichkeit des modernen Erwachsenen, die daher rührt, dass wir sehr viel weniger Verantwortung haben als unsere Eltern. ... Wir werden von den vorherrschenden Ideologien dazu ermutigt, unablässig kindische Dinge zu tun. Wir werden mit Superhelden-Filmen gefüttert und mit Freizeitvergnügungen, die nicht wirklich zu Erwachsenen passen.« Der moderne Mensch sei »immer auf der Suche nach Vergnügungen, Entspannung, Produkten, Bequemlichkeiten, die das Glück ersetzen sollen«. »Etwas zu lassen, was gesellschaftlich ... erwartet wird«, habe bei ihm »zu einem überraschenden Level an Glück geführt« (Pegg, 2014).

25 Schindler (2014).

26 Diese in den USA, in England und Deutschland unter der Bezeichnung »libertarian paternalism« oder »nudge« (zu Deutsch in etwa: Verhaltensstupser) diskutierten Strategien zielen darauf, die Bevölkerung entweder durch unmerkliche, das Gesundheitsverhalten beeinflussende Maßnahmen oder durch offene Steuerung, zum Beispiel über finanzielle Anreize oder Strafgebühren, zu gesundheitsdienlichem Verhalten zu veranlassen (Thaler und Sunstein, 2003 und 2008; siehe dazu auch Glaeser, 2006; Whitman, 2006; Padilla, 2009; Matheau et al., 2012; Wilkinson, 2013; Saghai, 2013; Heilmann, 2014; Henderson, 2014).

27 Metzinger (2014).

28 Brauck und Hawranek (2014).

29 Siehe Kliemann (2014), Dilk und Littger (2014)

30 Gabriel (2014)

31 Papst Franziskus: Evangelii Gaudium. Apostolisches Schreiben (2013).
32 Fischer (2013). Ulrich Fischer war bis 2014 langjähriger Landesbischof der Evangelischen Landeskirche in Baden.
33 De Ridder et al. (2012), siehe auch Beutel et al. (2014).
34 Neurobiologische Bestandteile des Trieb- oder Basissystems sind das Belohnungszentrum, die Angstzentren (Amygdalae), Teile der Inselregion, des Hypothalamus sowie Teile des Hirnstamms.
35 Wie ich im ersten Kapitel ausführte, unterscheide ich zwischen dem umfassenden Begriff der Selbststeuerung und dem spezifischeren Begriff der Selbstkontrolle. Selbstkontrolle bezeichnet die Top-down-Kontrolle des Präfrontalen Cortex über das bottom-up tätige Angst-, Aggressions- und Belohnungssystem. Unter Selbststeuerung verstehe ich eine umfassende Selbstfürsorge des Menschen, die beide Systeme einbezieht und ausbalanciert.
36 Moffitt et al. (2010).
37 Die Dunedin-Studie untersuchte neben den Langzeitfolgen der Selbstkontrolle noch weitere Gesundheitsparameter (u.a. z.B. auch die Entwicklung des Zahnstatus), auf die hier nicht eingegangen wird.
38 Sie ist, wie bereits erwähnt, nicht identisch mit Selbststeuerung, zählt aber zu deren Voraussetzungen.
39 Die Befragung von Erziehern, Lehrkräften und Eltern erfolgte unter Verwendung der Rutters Child Scale (RCS). Mit den Drei- und Fünfjährigen wurden altersgemäße kognitive und motorische Tests durchgeführt. Bei den Fünf- bis Elfjährigen wurden zusätzlich zur Untersuchung der Kinder die Eltern sowie Erzieher oder Lehrkräfte zum Ausmaß der Impulsivität und Aggressivität der Kinder gefragt. Die Elfjährigen wurden zusätzlich dazu direkt interviewt und unter Verwendung von am Alltag der Kinder orientierten Fragen um ihre Selbsteinschätzung in den Bereichen Hyperaktivität, Durchhaltevermögen, Unaufmerksamkeit und Impulsivität gebeten.
40 ADHS: Aufmerksamkeits-Defizit-Hyperaktivitäts-Syndrom
41 Beim Gesundheitsstatus berücksichtigt waren Blutdruck, einige

Laborwerte (u. a. die Blutfette, aber auch Entzündungswerte), Lungenfunktion, Zahnstatus und sexuell übertragene Infektionen.

42 Alle Zusammenhänge waren statistisch hoch signifikant und blieben auch dann erhalten, wenn man bei der Bemessung der kindlichen Selbstkontrolle lediglich die Untersuchungen im dritten und fünften Lebensjahr zugrunde legte, also unter Weglassung der zwischen dem siebten und elften Lebensjahr erhobenen Messergebnisse.

43 Sogenannte »high delayer«, den Gegensatz dazu bilden die »low delayer«.

44 Zusammenfassung bei Mischel et al. (1989) sowie bei Casey et al. (2012).

45 Die psychischen Probleme betrafen verstärkte Empfindlichkeit gegenüber Zurückweisung, gehäuftes Auftreten von Merkmalen einer Borderline-Störung und gehäufte Trennungen von Partnern (Zusammenfassung bei Casey et al., 2011).

46 Casey et al. (2011).

47 Kidd et al. (2012).

48 Die Funktionstüchtigkeit der präfrontalen Nervenbahnen hängt von ihrer Ummantelung ab. Diese Einhüllung wird in der Fachsprache Myelinisierung genannt. Der Grund für die späte Myelinisierung des Präfrontalen Cortex ist, dass er im Vergleich mit anderen Hirnteilen die evolutionär jüngste Hirnregion ist. Diese Tatsache sollte aber nicht dazu verleiten, ihn lediglich als eine Art dünne Tünche, die sich über unsere wahre Natur gelegt habe, abzuwerten, wie das gelegentlich zu hören ist.

49 Die Resonanzen, die Säuglinge oder Kleinkinder in den ersten beiden Lebensjahren von ihren Bezugspersonen erhalten, bestehen zum einen in kommunikativen Zeichen (Mimik, Baby-Talk, Auf den Arm nehmen), zum anderen in praktischen, die Grundbedürfnisse des Kindes befriedigenden Handlungen (Trockenlegen, Stillen, Füttern). Ermöglicht wird die wechselseitige, auf Resonanzen basierende Verständigung in dieser frühen präverbalen Sprache durch das System der Spiegelnervenzellen (Bauer, 2004).

50 Dies hat mit der Unreife des menschlichen Säuglings bei der Geburt zu tun. In diesem Punkt unterscheidet sich die Situation

des Menschen ganz entscheidend von der Situation anderer Säugetiere.

51 Wie bereits eingangs dieses Kapitels erwähnt, handelt es sich bei diesem Bereich um den direkt über den Augenhöhlen gelegenen ventromedialen Präfrontalen Cortex (vmPFC) und um den Orbitofrontalen Cortex (OFC), siehe dazu Buckholtz und Marois (2012), Zaki und Ochsner (2012), Eisenberger und Cole (2012), Bargh (2012), Rule et al. (2013), Marazziti et al. (2013). Weitere neurobiologische Korrelate der Fähigkeit zur Vorstellung von »Ich« und »Du« sind die Insulae, Teile des Cingulären Cortex und die sogenannte Temporoparietal Verbindung (TPJ, Temporoparietal Junction) d.h. die Übergangsregion zwischen Scheitel- und Schläfenlappen der Hirnrinde.

52 Rule et al. (2013), Benedetti (2013). Mütter aktivieren diesen Bereich, wenn sie ihre Kinder sehen. Auch direkter zwischenmenschlicher Blickkontakt lässt die Netzwerke des unteren Bereichs des Präfrontalen Cortex in Funktion treten. Sie werden außerdem immer dann aktiv, wenn wir uns in andere Menschen hineinversetzen, wenn wir uns also in andere einfühlen und versuchen uns über deren Gefühle oder Absichten klar zu werden.

53 Tomasello und Vaish (2013). Die Autoren sprechen von der »group mindedness« Zweijähriger und experimentell beobachtbarer »need to see the other person helped«. Interessanterweise scheinen in Aussicht gestellte Belohnungen das spontane kooperative Verhalten von Kleinkindern eher zu schwächen als zu stärken.

54 Zu dem in letzter Zeit wiederholt und zu Recht beklagten Umstand, dass Kinder aus bildungsfernen Familien ihrerseits bildungsfern bleiben, lässt sich daher eine – für manche vielleicht etwas provokante – These formulieren: Mehr als vieles andere würde es Kindern aus bildungsfernen Milieus helfen, wenn deren Eltern die Vision und den festen Wunsch und Willen hätten, ihr Kind in weiterführende Schulen zu schicken und es auf diesem Weg zu begleiten und in seinen Anstrengungen zu unterstützen. Andere fördernde Maßnahmen bleiben wichtig. Alle Hilfen werden aber ins Leere laufen, wenn Eltern keine Wunschvorstellung verinnerlicht haben, dass sich ihr Kind entwickeln möge.

55 Eisenberger und Cole (2012).
56 Powell et al. (2011). Die Korrelation bezieht sich speziell auf den OFC. Massiver Stress und psychische Traumata können das Volumen der Netzwerke der Ich-Du-Koppelung vermindern (Ansell et al., 2012). Von einer solchen Volumenminderung betroffen sind außer dem Medialen Präfrontalen Cortex auch der Anteriore Cinguläre Cortex sowie Teile der Insula.
57 Der den Stirnhöckern zugewandte obere Teile des Präfrontalen Cortex wird als dorsolateraler Präfrontaler Cortex (dlPFC) bezeichnet. Zum unteren, direkt über den Augenhöhlen liegenden Teil des Präfrontalen Cortex (PFC) gehören, wie schon erwähnt, der ventromediale (vmPFC) und der Orbitofrontale Präfrontale Cortex (OFC).
58 Eine äußerst aufschlussreiche Studie von Hare et al. (2009), bei der Testpersonen in eine Versuchungssituation gebracht wurden und eine Wahl zwischen unterschiedlich gesunden Nahrungsmitteln zu fällen hatten, zeigte die in einer solchen Situation beobachtbaren wechselseitigen Beziehungen zwischen einerseits dem oberen dorsolateralen Teil des Präfrontalen Cortex (dlPFC), andrerseits seinem unteren ventralen Teil (vmPFC/OFC) und schließlich dem zum Trieb- oder Basissystem zählenden Motivationssystem. Hare und Kollegen untersuchten Menschen, die zu Übergewicht neigten, sich aber redlich darum bemühten, sich der eigenen Gesundheit zuliebe gesund zu ernähren und nicht zuzunehmen. Er bat seine Testpersonen, nachdem sie drei Stunden nichts gegessen hatten, in die Röhre eines Kernspintomografen und zeigte ihnen dort auf einem Bildschirm nacheinander eine größere Serie einzelner Bilder, die jeweils ein Nahrungsmittel abbildeten, zum Beispiel eine Tomate, eine Karotte, einen Apfel, eine Scheibe Brot, eine Banane, eine kleine Portion Gemüse oder Reis, eine Currywurst, eine Tafel Schokolade, eine Packung Gummibärchen etc. Bevor die Versuchspersonen sich entscheiden mussten, welches sie für einen anschließenden Verzehr auszuwählen wünschten, sollten sie zunächst jedes der essbaren Objekte danach beurteilen, wie stark sie sich von ihm subjektiv angezogen fühlten. In einem zweiten Durchgang wurden die Test-

personen außerdem gebeten anzugeben, für wie gesundheitsdienlich sie jedes der gezeigten Nahrungsmittel hielten. Anschließend hatten die Probanden schließlich die Wahl zu entscheiden, mit welchem Nahrungsmittel sie ihren Hunger stillen wollten, nachdem sie aus der Röhre herausgefahren worden waren.

Im Moment der Entscheidung über die subjektive Anziehungskraft einzelner Nahrungsmittel (»Würde ich es gerne mögen oder nicht?«) reagierte bei allen Testpersonen im unteren Teil des Präfrontalen Cortex der sogenannte ventromediale Präfrontale Cortex (vmPFC). Die Stärke des vmPFC-Signals korrelierte mit der Stärke der subjektiv erlebten Attraktivität des Nahrungsmittels. Bei der Frage jedoch, für wie gesund ein essbares Objekt gehalten wird, zeigten sich interessante Unterschiede. Bei Personen mit guter Selbstkontrolle, also jenen die sich am Ende tatsächlich für eine gesunde Mahlzeit entschieden, reagierte bei der Bewertung, wie gesund ein Nahrungsmittel ist, ebenfalls der vmPFC. Bei Personen mit guter Selbstkontrolle – und nur bei diesen! – korreliert die Stärke des vmPFC-Signals sogar mit dem Grad der Gesundheitsdienlichkeit, die einem Nahrungsmittel zugesprochen wurde. Bei Personen mit tatsächlich schlechter Selbstkontrolle war dies nicht der Fall. Dies zeigt, dass der untere Teil des Präfrontalen Cortex Bewertungen durchführt, bei denen eine diskrete hedonische Note mitschwingt, ein Umstand, der durch neuronale Verbindungen zwischen unterem PFC und den Belohnungszentren des Basissystems bedingt ist. Besonders interessant ist die Frage, warum der untere Teil des PFC bei Personen mit guter Selbstkontrolle anspricht, wenn ein Nahrungsmittel besonders gesund ist. Dies könnte sich mit der im unteren PFC beheimateten neurobiologischen Ich-Du-Koppelung erklären lassen: Hier könnte sich der Einfluss von früheren oder aktuellen, jedenfalls wertgeschätzten Bezugspersonen auswirken, die eine gesunde Ernährung für gut und richtig halten. Der untere, ventrale Teil des Präfrontalen Cortex ist, wie sich auch in anderen Untersuchungen zeigt, in der Lage, beides zu repräsentieren, einerseits persönliche Vorlieben (»Was ist für mich attraktiv?«), andrerseits aber auch ein an den Einstellungen anderer Menschen orientiertes, sozial geteiltes Wertesystem (»Was finden andere richtig oder moralisch gut?«)(Siehe dazu Goldstein und Volkow, 2011; Buckholtz und Marois, 2012; Sescousse et al., 2013; Marazziti et al., 2013; Kalenscher und Strombach, 2013; Schurz et al., 2014). Wenn die Entscheidung über eine gesunde oder weniger gesunde Ernährung am Ende gefällt werden musste, kam es letztendlich immer auf den oberen, dorsolateralen Teil des Präfrontalen Cortex (dlPFC) an: Er wurde immer dann aktiv, wenn die Testpersonen der Versuchung letztlich widerstanden und sich tatsächlich für eine gesunde Mahlzeit entschieden. Bei Personen, die auch im Alltag über ein grundsätzlich hohes Maß an Selbstkontrolle verfügten, fiel diese Aktivierung – use it or lose it – deutlicher aus als bei anderen.

59 Die exekutiven Funktionen lassen sich sowohl bei Kindern als auch bei Erwachsenen mit entsprechenden Testverfahren objektiv testen. Dafür verwendete Tests sind unter anderem der Wisconsin Card Sorting Test WCST (hier müssen Spielkarten, auf denen Objekte verschiedener Zahl, Form oder Farbe abgebildet sind, nach vorgegebenen, wechselnden Kriterien sortiert werden) oder der Stroop-Test (hier werden Karten verwandt, auf denen z. B. die Namen von Farben in davon abweichenden Druckfarben aufgedruckt sind; die Probanden sollen dann z. B. entweder geschriebene, der Druckfarbe widersprechende Farbnamen ablesen), oder sogenannte Go/No go-Aufgaben, bei denen bei bestimmten (häufiger gezeigten) Signalen (z. B. Bilder eines roten Apfels) eine Taste gedrückt werden soll (»go«), bei dazwischen eingestreuten, selten auftauchenden abweichenden Signalen (z. B. Bilder eines grünen Apfels) die Taste nicht gedrückt werden darf (»no go«).

60 Diamond et al. (2007), Diamond und Lee (2011), Spitzer (2013).
61 Diamond et al. (2007), Diamond und Lee (2011), Spitzer (2013). Bei den Erzieherinnen werde ich nachfolgend die weibliche Form als Standardform wählen, da die übergroße Mehrheit der in diesem Beruf Tätigen weiblich sind. Keine Frage, dass es – vor allem mit Blick auf die Entwicklung von Jungen – wünschenswert wäre, mehr Männer für diesen Beruf zu gewinnen.

62 OECD (2014), siehe auch Müller (2014).
63 Kidd et al. (2012), Bambico et al. (2013).
64 Neuronale Netzwerke, die in der Lage sind, vom Basissystem ausgehende Impulse zu hemmen, befinden sich ebenfalls im bereits erwähnten oberen Teil des Präfrontalen Cortex. Ihre genau neurobiologische Adresse ist der sogenannte dorsolaterale Präfrontalen Cortex (dlPFC). Seine hemmenden Bahnen ziehen über die Außenseiten des PFC nach unten zum sogenannten Inferioren Frontalen Gyrus (IFG) und von dort zum Orbitofrontalen Cortex OFC (Hare et al., 2009; Knoch et al., 2009; Ansell et al., 2012).
65 Siehe dazu auch Marteau et al. (2012).
66 Mehrere neuere Studien belegen einen starken positiven Effekt von gemeinsam mit Bezugspersonen eingenommenen Mahlzeiten auf das Verhalten und auf die Gesundheit von Kindern und Jugendlichen (Elgar et al., 2012 und 2014; Spitzer, 2014).
67 Casey und Caudle (2013).
68 Moutsiana et al. (2013).
69 Zu den Wechselwirkungen zwischen Bindungs- oder Zurückweisungserfahrungen einerseits und Aggression andrerseits siehe Joachim Bauer: Schmerzgrenze (2011). Wenn sich durch Bindungsmangel, Zurückweisung oder Ausgrenzung aktivierte Aggression nicht äußern kann, verwandelt sie sich oft in depressive Gefühle. Typisch für viele Adoleszente ist ein für sie quälender Wechsel zwischen aggressiven und depressiven Affekten.
70 Casey und Caudle (2013) konnten die bei Teenagern offensichtlich vorhandene Dysbalance zwischen Bottom-up-Dynamik und Top-down-Kontrolle unter Anwendung einer sogenannten Go No go-Aufgabe auch experimentell zeigen. Sie baten Adoleszente vor einen Bildschirm, wo sie bei Darbietung von rasch nacheinander gezeigten Routinebildern jeweils einen Knopf drücken sollten (»go«). Beim plötzlichen Auftauchen von selten eingestreuten Bildern, die sich durch ein besonderes, den Testpersonen vorher mitgeteiltes Merkmal unterscheiden, sollen sie den Knopfdruck aber unterlassen (»no go«), was die Unterdrückung des Routineimpulses erforderte. Adoleszente hatten hier, verglichen

sowohl mit Jüngeren als auch mit Älteren, deutlich höhere Fehlerquoten. Dies zeigt sich vor allem dann, wenn die selten eingestreuten Bilder, bei denen eine Inhibition des Knopfdruckimpulses gefragt ist, gefühlsgeladen waren.

71 Satterthwaite, et al. (2014).
72 Moutsiana et al. (2013).
73 Miller (1980).
74 Joachim Bauer: Gedächtnis des Körpers (2002/2010); Das kooperative Gen (2008); Schmerzgrenze (2011).
75 Meyer-Lindenberg und Tost (2012), Davidson und McEwen (2012). »The disease risk associated with adverse environmental stimuli exceeds the effects of common genetic risk variants in exposed individuals by far«, schreiben der weltweit renommierte Neuroforscher und Psychiater Andreas Meyer-Lindenberg, Direktor des Zentralinstituts für Seelische Gesundheit in Mannheim, und seine Mitarbeiterin Heike Tost.
76 Zahlreiche eindrucksvolle Nachweise der positiven langfristigen Wirkungen vorschulischer Förderung, vor allem auf die spätere Gesundheit und auf die Chance, gute Arbeit zu finden, erbrachte unter anderem die Arbeitsgruppe von James Heckman, siehe Campbell et al. (2014) und Gertler et al. (2014).
77 Luby et al. (2012).
78 Heim et al. (2010), Belsky und de Haan (2011).
79 Heim et al. (2010).
80 Witt et al. (2013).
81 Selbst jeder Schwarzmalerei explizit abgeneigte Beobachter wie Martin Spiewak können über »jene 15 bis 20 Prozent, die als Jugendliche nur auf Grundschulniveau lesen und rechnen können«, nicht hinwegsehen. »Die Zahl der besonders Dicken«, so Spiewak, »hat sich in den vergangenen 20 Jahren verfünffacht. In diesem Milieu rauchen die Kinder häufiger, sitzen länger vor dem Bildschirm, essen mehr Junk Food und erhalten weniger Zuwendung von ihren Eltern« (*Die Zeit*, 11. September 2014).
82 Die Drogenbeauftragte der Bundesregierung (2014).
83 Pinta-Studie (2014).
84 *Frankfurter Allgemeine Zeitung* vom 18. 10. 2013.

85 Bertelsmann Stiftung: Qualitätsausbau in KiTas (2014); Müller (2014).
86 Besonders miserabel ist der Personalschlüssel in Kitas im armen (!) Stadtstaat Hamburg mit 5,4 Kleinkindern unter 3 Jahren pro Betreuerin (die sich daraus ergebende reale Fachkraft-Kind-Relation ist 1:7,2!), außerdem in den Bundesländern Thüringen (ebenfalls 5,4; reale Relation 1:7,2), Mecklenburg-Vorpommern (6,1; reale Relation 1:8,1), Brandenburg (6,5; reale Relation 1:8,7), Sachsen (6,6; reale Relation 1:8,8) und Sachsen-Anhalt (6,7; reale Relation 1:8,9).
87 Friedmann (2014).
88 Es handelt sich um das Bundesland Brandenburg.
89 Bäuerlein et al. (2013), Linkert et al. (2013). Becker-Stoll (2014). Frau Becker-Stoll ist Professorin für Entwicklungspsychologie. Sie befürwortet Kindertagesstätten, auch sie rät aber grundsätzlich davon ab, Kinder im ersten Lebensjahr in eine Einrichtung zu geben.
90 Dialogworkshop »Was bringt ein Bundeskitagesetz?« vom 25. November 2013 in Berlin, ausgerichtet von der Arbeiterwohlfahrt, der Gewerkschaft Erziehung und Wissenschaft, der Caritas Deutschland und dem Bundesverband katholischer Kindestagesstätten,.
91 Kirschner und Tomasello (2010), Salimpoor et al. (2013), Koelsch (2014). Die positiven Effekte des Sports, vor allem von Kampfsportarten auf die Selbstkontrolle von Kindern und Jugendlichen zeigte sich unter anderem auch in einem von der Polizei Baden-Württemberg begleiteten Projekt namens »Wilde Pause«.
92 Die »verkorkste« Einführung der an sich sinnvollen Ganztagsschulen thematisierte unter anderen auch Jeanette Otto in einem Beitrag in *Die Zeit* vom 7. 11. 2013. Verkorkst nannte sie die Entwicklung vor allem deshalb, weil Ganztagsschulen, die bundesweit inzwischen mehr als 50 Prozent aller Schulen ausmachen, überwiegend keine ausreichenden Möglichkeiten zum Mittagessen, vor allem aber keine qualifizierten Nachmittagsprogramme bieten.
93 Eine Studie der Deutschen Angestellten Krankenkasse DAK zufolge leiden circa 30 Prozent der Schülerinnen und Schüler an

chronisch-rezidivierenden Kopfschmerzen, Schlafstörungen oder Depressivität. 40 Prozent entwickeln mindestens einmal wöchentlich eine psychosomatische Symptomatik, siehe dazu den Beitrag von Ines Alwardt in der *Süddeutschen Zeitung* vom 8.3.2014. Der KIGGS-Studie des Robert Koch Instituts zufolge sind 15 Prozent der Kinder und Jugendlichen zwischen 3 und 17 Jahren übergewichtig, 6,3 Prozent erfüllen die Kriterien einer Adipositas (Fettsucht), siehe dazu einen Bericht der *Stuttgarter Nachrichten* vom 20. 11. 2013.

94 ADHS bedeutet Aufmerksamkeits-Defizit-Hyperaktivitäts-Syndrom. Manche Kinder zeigen »nur« eine stark beeinträchtigte Aufmerksamkeit, weshalb man dann hier von einem ADS spricht.

95 Zu den Nebenwirkungen von ADHS-Medikamenten gehören unter anderem Tics und Schlafstörungen.

96 Kirschner und Tomasello (2010), Trost et al. (2011), Salimpoor et al. (2013), Koelsch (2014). Musikalische Aktivitäten haben nicht nur einen positiven Effekt auf das Gehirn als Ganzes, sie wirken sich, wie bereits erwähnt, vor allem im Präfrontalen Cortex positiv aus, also dort, wo Selbstkontrolle und Selbststeuerung sozusagen neuronal zu Hause sind. Von Sport und Musik gehen überaus starke positive Effekte auf das Erleben und Verhalten von Kindern und Jugendlichen aus.

97 Diamond et al. (2007), Diamond und Lee (2011).

98 Schmidt (2013, 2014), Pickert (2014).

99 Kaltwasser (2008), Kobusch (2008).

100 Flook et al. (2010), Zenner et al. (2014).

101 Kaltwasser (2010), Flook et al. (2013).

102 Sonderforschungsbereich 1015 »Muße« der Deutschen Forschungsgemeinschaft.

103 An dieser Stelle sei nochmals wiederholt, wie ich in diesem Buch die Begriffe Selbstkontrolle und Selbststeuerung verwende. Selbstkontrolle ist die neurobiologisch im Präfrontalen Cortex verankerte Fähigkeit des Menschen, aus dem Bereich des eigenen Triebsystems (mit dem Belohnungs-, Angst- und Stresssystem als neurobiologischer Grundlage) kommende Impulse

des Verlangens, der Angst und der Aggression zu kontrollieren. Als Selbststeuerung bezeichne ich das im Dienste umfassender Selbstfürsorge stehende Bemühen um eine Balance zwischen Selbstkontrolle einerseits und angemessener Berücksichtigung der Triebwünsche andrerseits.

104 Hofmann et al. (2013). Zufriedenheit mit dem Leben als Ganzes wurde in dieser auf Englisch publizierten Arbeit als »life satisfaction«, gute Gefühle wurden als »well-being« und »happiness« bezeichnet. Beide Dimensionen wurden operationalisiert (d. h., mit objektiven Kriterien messbar gemacht). Von einem gesunden Lebensstil profitiert auch die psychische Gesundheit (Beutel et al., 2014).

105 Bereits 1927 hatte die russische Psychologin Bluma Zeigarnik, eine Schülerin des seinerzeit noch an der Universität Berlin lehrenden Kurt Lewin, in einer aufwendigen Untersuchung gezeigt, dass Menschen sich an Dinge, die sie eigentlich geplant hatten, aber nicht zu Ende gebracht haben, besser erinnern als an erledigte Projekte. Sie fand, dass das »innerliche Unerledigtsein« einer Handlung eine innere Spannung erzeugt, ein als »Zeigarnik-Effekt«, später auch als »Cliffhanger-Effekt« bezeichnetes Phänomen (Zeigarnik, 1927).

106 Bauer und Benz (2014), Benz und Bauer (2014).

107 Ich habe diesen fundamentalen Veränderungsprozess der Arbeitswelt in meinem Buch »Arbeit – Warum sie unser Glück bedeutet und wie sie uns krank macht« näher beschrieben (Bauer, 2013). Triebkraft dieses Prozesses ist die ungezügelte Dynamik des Finanzkapitalismus, dessen Akteure vor allem international agierende Finanzmakler und Kapitalanleger und hier insbesondere Hedge-Fonds sind. Niemand von Verstand kann sich eine Rückkehr zu den sozialistischen Zwangssystemen wünschen. Dringend erforderlich ist jedoch eine Regulierung der Finanzmärkte.

108 Techniker Krankenkasse Stressstudie (2014).

109 Repräsentative Umfrage des Forsa Instituts im Auftrag der Techniker Krankenkasse, zitiert nach Merkel (2013). Siehe auch Schindler (2014).

110 Gallup Studie, zitiert nach Czycholl (2014).

111 Siehe dazu auch Marteau et al. (2012).

112 Schneider (2014), siehe auch Pabst et al. (2013), Piontek et al. (2013).

113 Alle Zahlen entstammen dem von der Bundesregierung vorgelegten Drogen- und Suchtbericht (2014). Die genauen Prozentanteile sind beim Rauschkonsum 48 Prozent (jüngere erwachsene Männer) 28 Prozent (Männer im mittleren Erwachsenenalter) und 23 Prozent (Männer im höheren Erwachsenenalter. Risikokonsum, also regelmäßig größere Mengen Alkohol (d. h. konkret, mehr als 24 g Reinalkohol), ohne dabei die Rauschgrenze zu überschreiten: 54 Prozent (jüngere erwachsene Männer), 39 Prozent (Männer im mittleren Erwachsenenalter), 34 Prozent (Männer im höheren Erwachsenenalter).

114 Der jährliche Konsum von Alkohol liegt mit über 11 Liter Reinalkohol pro Person in Deutschland zweifach über dem globalen Durchschnitt. Jährlich sterben mit über 14 000 Toten vier Mal mehr Menschen am Alkohol als im Straßenverkehr. Dreißig Prozent aller Gewalttaten werden unter Alkoholeinfluss verübt. Über 26 000 Kinder und Jugendliche zwischen 10 und 20 Jahren landen jährlich wegen einer akuten Alkoholvergiftung im Krankenhaus. Aufgrund des teilweise extrem billigen Preises können sich Jugendliche von einer Taschengeldzahlung im Prinzip tottrinken (siehe dazu auch Schaaf, 2014).

115 Die Zahlen stammen wiederum aus dem Drogen- und Suchtbericht der Bundesregierung (2014). Die genauen Prozentanteile beim Rauchen sind: 34 Prozent (Männer im jüngeren Erwachsenenalter), 32 Prozent (Männer im mittleren Erwachsenenalter), 26 Prozent (Männer jenseits des 45. Lebensjahres). Bei den jüngeren Frauen rauchen 30 Prozent. Die Zahlen anderer Untersuchungen sind teilweise deutlich höher (siehe z. B. Gesundheitsreport der DAK (2013), zitiert nach Kade (2014).

116 Eine hochrangig publizierte internationale Studie stellt fest, dass in den westlichen Ländern 37 Prozent der Männer und 38 Prozent der Frauen übergewichtig sind (BMI>25). Bei den Kindern und Jugendlichen liegt die Rate in den westlichen Ländern bei

24 Prozent (Jungen) und 23 Prozent (Mädchen), in den Entwicklungsländern bei 13 Prozent (Jungen und Mädchen)(Ng et al., 2014).

117 DEGS Studie des Robert Koch Institutes (2012). Übergewichtig sind definitionsgemäß Menschen mit einem Body Mass Index (BMI) von über 25, adipös bei einem BMI von über 30. Der BMI errechnet sich aus dem Gewicht in Kilogramm, dividiert durch die Körpergröße (in Metern) im Quadrat. Die genauen Prozentsätze der Übergewichtigen in Deutschland: Männer 67 Prozent, Frauen 53 Prozent.

118 Daten einer Studie des Wissenschaftszentrums Berlin für Sozialforschung, zitiert nach einem Bericht des *Spiegel* 40 (2013).

119 DAK Gesundheitsreport (2013).

120 Paradis et al. (2014).

121 Basterra-Gortari et al. (2014). Die erhöhte Sterblichkeit erklärte sich zu einem Teil durch ein erhöhtes Herz-, und zu einem weiteren Anteil durch ein erhöhtes Krebsrisiko der TV-Konsumenten.

122 Das entspricht etwa 1 Prozent der deutschen Bevölkerung zwischen 14 und 65 Jahren.

123 te Wildt (2014). Etwa im gleichen Bereich, bei rund 6 Prozent, bewegt sich der Anteil von Erwachsenen, welche die Kriterien einer Kaufsucht erfüllen.

124 Eine besonders ausgeprägte Suchtwirkung geht, wie inzwischen auch neurobiologische Studien zeigen (Meshi et al., 2013), offenbar von sozialen Netzwerken wie Facebook aus. Manche junge Menschen scheint nichts glücklicher zu machen, als hier für ihre Einträge eine große Zahl sogenannter Likes (Zustimmungsklicks) zu bekommen. Dies führt bei vielen Benutzern zu einer Art vorauseilender Anpassung der Art, dass sie nur noch solche Beiträge veröffentlichen, von denen sie eine Rückmeldung mit vielen Likes erwarten (Wagner und Brüggen, 2013).

125 Sagioglu und Greitemeyer (2014).

126 Spitzer (2014).

127 Pinta-Studie, im Auftrag des Bundesgesundheitsministeriums, zitiert nach *Die Welt* 25.3.2014.

128 Spitzer (2012).
129 Wölfling, K. (2014).
130 Spitzer (2012), Wölfling, K. (2014).
131 Robert Bosch Institut: KIGGS Studie (2013).
132 Ich habe an früherer Stelle dargestellt, dass sich im unteren, ventralen Bereich des Präfrontalen Cortex (genau gesagt, im sogenannten ventromedialen (vmPFC) und Orbitofrontalen Präfrontalen Cortex (OFC) Nervenzellnetzwerke für die Speicherung eines inneren Bildes der eigenen Person und des Bildes anderer Menschen befinden. Beide Repräsentanzen sind eng miteinander verbunden und können sich beeinflussen – ein Grund, warum die Stimmungen oder Ansagen anderer Menschen in uns einen nachhaltigen Eindruck hinterlassen können.
133 Im Englischen: »ego depletion«, siehe Baumeister et al. (1998).
134 Ein Beleg für den Zusammenhang zwischen Stress und erhöhtem Alkoholkonsum findet sich unter anderem in einer großen Studie von Virtanen und Kollegen (2015).
135 Unser Gehirns zeigt dann, wenn wir etwas zu essen begehren, eine besondere Vorliebe für hochkalorische – und damit unter unseren heutigen Lebensbedingungen besonders ungesunde – Nahrungsmittel (Tang et al., 2014).
136 Reinecke et al. (2014).
137 Schmidt (2013, 2014).
138 Pickert (2014).
139 Bauer: Das Gedächtnis des Körpers (HC 2002/2010, TB 2004/2013), Prinzip Menschlichkeit (HC 2006/ TB 2008).
140 Bauer: Arbeit. Warum unser Glück von ihr abhängt und warum sie uns krank macht (2013)
141 Mani et al. (2013).
142 Kornhuber und Deecke (2009).
143 Übersicht bei Bargh et al. (2012), Bargh (2014). John Barghs Experimente konnten von einigen Kollegen bestätigt, von anderen aber nicht reproduziert werden. Die Erklärung könnte in der stark unterschiedlichen Beeinflussbarkeit – und der entsprechend unterschiedlich ausgefallenen Zusammenstellung –

von Probanden liegen. Auch Details der jeweiligen Versuchsanordnung spielen eine Rolle. John Bargh hat zu den Einwänden auch selbst Stellung genommen (siehe zum Beispiel Bargh, 2014, Seite 34).

144 Siehe nochmals Bargh et al. (2012), Bargh (2014).

145 Sorgen macht hier vor allem die weltweit dramatische Zunahme von Übergewicht und die Verbreitung der sich daraus ergebenden Folgeerkrankungen wie Diabetes, Bluthochdruck, Herzerkrankungen, Schlaganfälle und Krebs.

146 Thaler und Sunstein (2008), siehe auch Marteau et al. (2012).

147 Siehe unter anderen Glaeser (2006), Whitman (2006), Wilkinson (2013), Saghai (2013), Heilmann (2014), Henderson (2014).

148 Bauer: Warum ich fühle was du fühlst. Intuitive Kommunikation und das Geheimnis der Spiegelneurone (HC 2005, TB 2006), sehe auch Übersicht bei Bargh et al. (2012), Bargh (2014).

149 Auch Teile des unteren, ventralen Teils des PFC, also vmPFC und OFC, scheinen über Spiegelnervenzellen zu verfügen.

150 Spencer et al. (1998), Schmader et al. (2008)

151 Steele und Aronson (1995).

152 Bei Aufgaben, bei denen, ähnlich wie es beim Lösen von Kreuzworträtseln vorkommt, vorliegende Buchstaben zu Wörtern ergänzt werden müssen, zeigen Schwarze eine gegenüber Weißen überlegene Testleistung – allerdings nur, wenn es sich um Wörter wie »loser« und ähnliche handelte, die Selbstzweifel ausdrücken.

153 Langbein (2014).

154 Friedrich von Schiller (1759–1805), Zitat aus Wallensteins Tod III, 13 (1799). Die Bedeutung psychischer Faktoren auf das körperliche Befinden wurde auch von Johann Wolfgang von Goethe erkannt, der nicht nur ein Dichtergenie, sondern auch ein leidenschaftlicher Naturforscher war. Gegenüber Eckermann äußerte Goethe am 7. April 1829: »Es ist unglaublich, was in solchen Fällen der moralische Wille vermag! Er durchdringt gleichsam den Körper und setzt ihn in einen aktiven Zustand, der alle schädlichen Einflüsse zurückschlägt.« Es geht mir hier nicht darum, dem deutschen Idealismus Eingang in die

moderne Medizin zu verschaffen. Allerdings ist eine Medizin, die den Anspruch hat, naturwissenschaftlich orientiert und evidenzbasiert zu sein, die erwiesenen Zusammenhänge zwischen Seele und Körper aber nicht berücksichtigt, ein Widerspruch in sich.

155 Siehe dazu Joachim Bauer: Das kooperative Gen (2008).
156 Dieser Text wird durch die Abfolge der vier Nukleotide gebildet, aus welchen die DNA bzw. die DNS zusammengesetzt ist.
157 Bauer: Das Gedächtnis des Körpers (2002/2010)
158 Tomasetti und Vogelstein (2015).
159 Couzin-Frankel (2015). Der in diesem Beitrag erzeugte Eindruck, Krebserkrankungen seien überwiegend dem Zufall zuzuschreiben, die persönliche Lebensführung habe nur einen geringen Einfluss, ist in der Sache unvertretbar (siehe dazu auch den lesenswerten Beitrag von Müller-Jung, 2015).
160 Benedetti et al. (2004), Collaca und Benedetti (2005), Benedetti et al. (2007), Pollo et al. (2008), Collaca und Benedetti (2009), Finniss et al. (2010), Bensing und Verheul (2010), Benedetti et al. (2011), Benedetti (2013)
161 Symptome der Parkinson-Erkrankung sind Rigor (Muskelsteifigkeit), Tremor (Zittern) und Akinese (Schwierigkeiten, sich zu bewegen).
162 Collaca und Benedetti (2005), Benedetti et al. (2011), Benedetti (2013), Bensing und Verheul (2010).
163 Dazu zählen der Hirnstamm, die Insula, die Angstzentren und der Cinguläre Cortex.
164 Siehe dazu Link (2014).
165 Es kommt zu einem Abfall von Interleukin-2 samt seiner Messenger RNA (mRNA), außerdem zu einem Abfall von gamma-Interferon mitsamt dessen mRNA, außerdem zu einer Verschlechterung der T-Zell-Funktion. Bei der mRNA handelt es sich um Kopien eines bestimmten Gens, die immer dann entstehen, wenn das jeweilige Gen aktiviert, also abgelesen wird.
166 Langbein: Radieschen von oben (2012)

167 Der genau Ort dieser neuronalen Repräsentationen ist der ventromediale Präfrontale Cortex (vmPFC) und Orbitofrontale Cortex (OFC). Siehe dazu Kapitel 2.

168 Bauer (2014): Zur Balance zwischen Empathie und notwendige Distanz im Arztberuf. *Ärzteblatt* BW 69: 196–199.

169 Lebowitz und Ahn (2014).

170 Petrie et al. (1996), Jenkins und Gortner (1998), Cherrington et al. (2004), Juergens et al. (2009), Barefoot et al. (2011), Laferton et al. (2013).

171 Sullivan et al. (2011).

172 Ein Beispiel für die guten Effekte, die sich aus einer sinnvollen Einbeziehung des Patienten in die Therapie ergeben können, bietet eine von deutschen Kollegen durchgeführte Studie mit Patienten, die zur Vermeidung von Blutgerinnseln Blutverdünnungsmedikamente zu nehmen hatten. Patienten, die – unter Supervision ihres Arztes – die Therapie weitgehend selbst steuerten, hatten die wenigstens Embolie-Ereignisse und die geringste Sterberate (Siebenhofer et al., 2014). Wertvolle Ausführungen zur Bedeutung der Einbeziehung des Patienten in die Therapie finden sich auch bei Langbein: Radieschen von oben (2012).

173 Joachim Bauer: Das Gedächtnis des Körpers (2002), Das kooperative Gen (2008).

174 Signalbotenstoffe, die sich, aus der Sicht des Gens von außen kommend, an die Genschalter (Fachausdruck: an die regulatorischen Sequenzen) von Genen anheften können, werden als Transkriptionsfaktoren bezeichnet. Abhängig davon, welche Erfahrungen ein Lebewesen in seiner Umwelt gerade macht (oder welche Herausforderungen anstehen), schickt der Organismus Transkriptionsfaktoren auf den Weg, um diejenigen Gene zu aktivieren, deren Produkte für die jeweilige Anpassung oder für die Erreichung der erstrebten Ziele benötigt werden.

175 Darunter befinden sich Faktoren wie zum Beispiel der sogenannte Brain-Derived Neurotrophic Factor, BDNF.

176 Siehe unter anderen Luby et al. (2012). Die kalifornischen Hirnforscher Renner und Rosenzweig hatten die positiven Effekte

anregender Umgebungsbedingungen auf das Gehirn bereits in der 1980er-Jahren an kleinen Säugetieren nachgewiesen (Renner und Rosenzweig, 1987).

177 Es handelt sich um das Corticotropin Releasing Hormone (CRH)- Gen.

178 Dieses Antistressgen trägt die Bezeichnung Glucocorticoid-Rezeptor (GR)-Gen.

179 Tomasetti und Vogelstein (2015). Zellteilungen finden, wie ich schon in Kapitel 5 erwähnt habe, in einigen Organen des Körpers (z. B. in der Haut, im Knochenmark oder im Dickdarm) permanent in hohem Ausmaß statt. Da das Erbgut während der Zellteilungsphase besonders leicht geschädigt werden kann, spielen die Vermeidung von Schädigungsfaktoren und eine gesunde Lebensführung gerade mit Blick auf Organe mit hohen Zellteilungsraten eine besonders wichtige Rolle. Auch chronische Entzündungen erhöhen, da sie eine dauerhaft erhöhte Rate von Zellteilungen nach sich ziehen, das Krebsrisiko vor allem dann, wenn das Erbgut gleichzeitig schädigenden Einflüssen ausgesetzt ist (Ein Beispiel dafür ist die chronische Bronchitis bei Rauchern).

180 Die Entdeckerin dieser Reaktion war Barbara McClintock, die dafür 1983 den Nobelpreis erhielt, siehe dazu Joachim Bauer: Das kooperative Gen (2008).

181 American Cancer Society (2014); Lemogne et al. (2013); siehe auch Plass et al. (2014).

182 American Cancer Society (2014).

183 Ornish et al. (2008), Levine et al. (2014), Zur Hausen (2014).

184 Ornish et al. (2008), Levine et al. (2014), American Cancer Society (2014), siehe auch Max Rubner Institut (2013).

185 Vom Menschen abgesehen, trinkt kein anderes erwachsenes Säugetier Milch. Milchprodukte enthalten Wachstumsfaktoren wie Insulin-Like-Growth Factor-1 (IGF-1) und Casein, die das Tumorwachstum stimulieren können. Eine Studie, bei der über 20 000 Ärzte über einen Zeitraum von fast 30 Jahren wissenschaftlich beobachtet wurden, ergab für viel Milch trinkende Männer eine signifikante Erhöhung des Prostatakrebs-Risikos

(Song et al., 2013). Eine deutliche Risikoerhöhung für Krebserkrankungen zeigte eine andere Studie, bei der mehrere Zehntausend Personen über zehn Jahre hinweg beobachtet wurden, auch für Frauen (Michaelsson et al., 2014). Bei beiden Geschlechtern erhöht Milchkonsum außerdem das Risiko für die Koronare Herzerkrankung (Michaelsson et al., 2014).

186 American Cancer Society (2014).

187 Colman et al. (2014).

188 Die durch Herz- und Kreislauferkrankungen verlorenen gesunden Lebensjahre addieren sich in Deutschland alljährlich auf über zwei Millionen Jahre (für Frauen auf 2 072 319 Jahre, für Männer auf 2 551 248 Jahre). Durch Krebserkrankungen verlieren Frauen in Deutschland alljährlich 1 807 685 gesunde Lebensjahre, Männer 2 452 880 gesunde Lebensjahre (Plass et al., 2014). Der Anteil, den ungesunde Lebensweisen (Übergewicht, Rauchen, Alkohol, Bewegungsmangel) an der Verursachung dieser Situation haben, beträgt bei Frauen 35 Prozent, bei Männern 52 Prozent.

189 Siehe dazu nochmals Marteau et al. (2012).

190 Chida et al. (2008), Satin et al. (2009).

191 Siehe dazu unter anderen auch Beutel et al. (2014).

192 Bischof et al. (2001, 2005 und 2012). Eine Beschreibung von Voraussetzungen und Folgen gesunden Essverhaltens bei Übergewichtigen findet sich bei Tinker und Tucker (1997) sowie bei Major et al. (2013).

193 Selbst bei Heroinabhängigen beträgt die Rate der Abstinenten, die ohne professionelle Hilfe von der Droge loskommen konnten, immerhin noch 22,5 Prozent (Bischof et al., 2012).

194 Taylor et al. (2014).

195 Siehe dazu auch Metzinger (2013).

196 Siehe dazu Kapitel 2.

197 Mischel et al. (1989).

198 Gollwitzer und Oettingen (2013), Gawrilow et al. (2013), Sheeran et al. (2013).

199 Zu chronisch-entzündlichen oder Autoimmunerkrankungen zählen unter anderen die Rheumatoide Arthritis, die Multiple

Sklerose, der Typ1-Diabetes,, entzündliche Darmerkrankungen (M. Crohn, Colitis ulcerosa), die Psoriasis und die Neurodermitis.

200 Tatsächlich war und ist die seelische Verdrängung des Todes bei vielen Medizinern ein wichtiges Motiv für die Berufswahl. Dieses Motiv ist keineswegs illegitim. Schlimme Folgen hat es nur dann, wenn es die bei Ärzten weitverbreitete arrogante Attitüde nach sich zieht, wie ein Herrscher oder zumindest wie eine Art technischer Direktor über Leben und Tod aufzutreten.

201 Zahlreiche gute Verläufe von Krebserkrankungen finden sich beschrieben bei Kurt Langbein: Weißbuch Heilung (2014). Dem gegenüber erscheint mir die kürzlich öffentlich geäußerte Position des ehemaligen Herausgebers des renommierten *British Medical Journal*, Richard Smith, reichlich überzogen, ja grotesk. Er meinte, »Dying of Cancer Is the Best Death« (An Krebs zu sterben ist der beste mögliche Tod), erntete darauf allerdings heftigen Widerspruch, siehe http://bloggs.bmj.com/bmj/2014/12/31/richard-smith.

202 Börgermann und Rübben (2006); Goetzsche et al. (2009); Robra et al. (2013); Schröder et al., (2014); Langbein (2014); Grill und Hackenbroch (2014); Bauer, T. K. et al. (2014); Canadian Task Force on Preventive Health Care (2014). Weil angenommen werden muss, dass viele Menschen einen Tumor in sich tragen, der ihnen niemals gefährlich wird, sind flächendeckende Früherkennungsprogramme, bei denen alle Menschen einer bestimmten Altersgruppe – also auch Personen, die bisher keinerlei Beschwerden hatten – auf einen Tumor untersucht werden, umstritten. Derartige Screeningprogramme, z. B. für Brust- oder Prostatakrebs, führen nicht nur zu einem deutlichen Anstieg von Tumordiagnosen, sondern auch von sich daran anschließenden belastenden Therapien. Ob der Nutzen solcher Programme die Nachteile aufwiegt, ist unsicher und wird von vielen Experten bezweifelt. Die statistisch erfasste Lebenserwartung von Frauen, die an einem flächendeckenden Screeningprogramm für Brustkrebs teilnehmen, ist gegenüber Geschlechtsgenossinnen, die nicht teilnehmen, jedenfalls nicht erhöht (Goetzsche et al., (2009). Viele Tumore, die mit derartigen

Screeningprogrammen entdeckt werden, hätten den Betroffenen niemals Probleme bereitet. Nicht wenigen Menschen wird im Rahmen solcher Programme durch sogenannte Überdiagnosen sogar Schaden zugefügt: Obwohl sie keinen Krebs haben, erhalten sie eine falsche Diagnose und durchlaufen nebenwirkungsreiche therapeutische Prozeduren. Völlig unumstritten, weil in ihrem Nutzen klar erwiesen, sind dagegen systematische Früherkennungsuntersuchungen des Darms mittels Darmspiegelung (Coloskopie).

203 Goetzsche et al. (2009); Grill und Hackenbroch (2014); Canadian Task Force on Preventive Health Care (2014).

204 Die einprägsame Formulierung (»Keine falsche Hoffnung und keine falsche Hoffnungslosigkeit!«) verdanke ich dem Psychoonkologen Elmar Reuter, siehe dazu Reuter (2010).

205 Hier und nachfolgend sind, wie im gesamten Buch, natürlich immer beide Geschlechter gemeint. Ich verwende aber der besseren Lesbarkeit wegen auch weiterhin nur die männliche Form.

206 Medizinische Maßnahmen, deren Wirksamkeit im Rahmen von wissenschaftlichen Studien überprüft wurden, zählen zum Bereich der sogenannten evidenzbasierten Medizin oder Evidence-based Medicine.

207 Kurt Langbein: Radieschen von oben. Über Leben mit Krebs (2012).

208 Vitinius et al. (2013); siehe auch Weis und Giesler (2008); Stacey et al. (2014).

209 Siehe dazu ein Interview mit Ulf Schneider, dem Chef des größten deutschen Klinikkonzerns in *Der Spiegel* 29, S. 70–72 (2014). Siehe auch Ludwig und Windmann (2014).

210 Wie schon erwähnt, ist mit Blick auf bestimmte Tumore auch eine Reduktion des Konsums von Milch und daher möglicherweise auch von Milchprodukten ratsam (Song et al., 2012; Michaelsson et al., 2014). In ihr enthaltene Stoffe wie Insulin-like-Growth Factor 1 (IGF-1) und Casein können bestimmte Tumorzellen zum Wachstum anregen. Die tatsächlich wachstumsrelevante Wirkung der Milch zeigt sich auch daran, dass

Menschen in Gesellschaften, in denen Kinder viel Milch konsumieren, im statistischen Durchschnitt größere Körpermaße haben.

211 Die psychoonkologische Versorgung in Deutschland hat sich in den letzten Jahren, nicht zuletzt dank den von Abteilungen für Psychosomatische Medizin geleisteten Konsildiensten, deutlich verbessert, ist aber immer noch miserabel. Nur etwa 30 Prozent aller Krebskranken haben die Möglichkeit zu einem Gespräch mit einem Psychologen.

212 Im Herbst 2014 berichtete *Der Spiegel* von einem 77-jährigen Mann, einem pensionierten Priester, dem in einer Klinik – »das Aufklärungsgespräch habe nicht länger als 15 Minuten gedauert« – die Diagnose eines hepatozellulären Karzinoms, also eines bösartigen Leberkrebses, gestellt worden war (Pasquet, 2014). Da der Arzt dem Patienten gesagt hatte, er habe »nur noch wenige Monate zu leben«, ordnete der Mann seine persönlichen Angelegenheiten, verschenkte seine Wohnungseinrichtung und zog zum Sterben in ein Hospiz. Den Prozess, der sich dann in seinem Inneren abspielte, konnte der Mann nur unklar beschreiben. Vielleicht, so meinte er, sei es der Wille gewesen, nicht ohne Antwort auf ein paar Fragen zu sterben. Obwohl die Diagnose eindeutig war, wartete der Mann sieben Monate vergeblich auf seinen Tod. Er zog schließlich in ein Altenheim und begann mit 78 Jahren, sein Leben nochmals ganz neu zu ordnen.

213 Spiegel, D. (2001, 2002); Spiegel, D. et al. (2007).

214 Verbessert war bei an Krebs erkrankten Teilnehmern von Psychotherapiegruppen zum Beispiel die Aktivität der sogenannten Natural Killer Zellen, die Krebszellen abtöten können.

215 Ob die Teilnahme an einer Psychotherapiegruppe die Lebenszeit verlängern kann, ist keine einfach zu untersuchende Frage. Dies hat vor allem zwei Gründe. Von chemotherapeutischen Mitteln ist bekannt, dass sie, auch wenn die im Prinzip gleiche Tumorerkrankung behandelt wird, nicht bei jedem Patienten gleich gut wirken. Bestimmte Brustkrebsmittel wirken zum Beispiel nur dann, wenn der Tumor einer Patientin auf seinen

Tumorzellen bestimmte Empfängermoleküle, sogenannte Rezeptoren, besitzt. Auch Psychotherapien brauchen sozusagen Rezeptoren, das heißt die Bereitschaft und Fähigkeit der Teilnehmenden, sich auf das Angebot einzulassen. Sie wirken jedenfalls nicht bei jedem Menschen gleich gut. Der zweite Grund für die Schwierigkeit, Effekte von Psychotherapie auf die Lebenszeit zu messen, sind Wechselwirkungen mit medizinischen Maßnahmen, zum Beispiel mit den Effekten der Chemotherapie. Wenn sehr starke positive Effekte der Chemotherapie im Spiel sind, wie sie bei rezeptorpositiven Brustkrebspatientinnen zu beobachten sind, gehen die isolierten Effekte von Psychotherapie auf die Überlebenszeit gegen null. Bei rezeptornegativen Brustkrebspatientinnen kann die Teilnahme an einer Psychotherapiegruppe die Überlebenszeit allerdings verdreifachen (Spiegel et al., 2007).

216 Reuter (2010); Petermann-Meyer und Reuter (2008).

217 Siehe dazu nochmals Link (2014).

218 Use it or lose it: Benutze es oder verliere es.

219 Renner und Rosenzweig (1987), Übersicht bei Bauer (1994; 2002).

220 Bauer et al. (1991), Bauer und Berger (1993), Bauer (1992, 1994). Bei dem von meiner Arbeitsgruppe in den Gehirnen von Alzheimerkranken entdeckten Immunbotenstoff handelt es sich um Interleukin-6, einen Botenstoff, der sowohl bei Entzündungen als auch bei Stressbelastungen erhöht ist (Bauer 1988, 1989). Für die Entdeckung dieses Botenstoffs in den Gehirnen von Alzheimerpatienten wurde meine Arbeitsgruppe mit dem Forschungspreis der Deutschen Gesellschaft für Biologische Psychiatrie ausgezeichnet.

221 Siehe unter anderem Renner und Rosenzweig (1987), Luine et al. (1994), Sotiropoulos et al. (2011),

222 In diese Untersuchung eingeschlossen waren nur Patienten mit der häufigen, nicht genetisch bedingten Form der Erkrankung. Patienten mit der überaus seltenen Form der Alzheimerkrankheit, die durch genetische Besonderheiten verursacht wird, wurden bei dieser Studie nicht berücksichtigt.

223   Bauer (1994, 1996, 1997), Bauer et al. (1995, 1998).
224   Das von uns für die Alzheimerkrankheit gefundene Lebenslaufmuster passt zu Beobachtungen von Arbeitsgruppen aus den USA und Japan (Kondo et al., 1994; Friedland et al., 1997). Das beschriebene Lebenslaufmuster für die Alzheimerdemenz unterscheidet sich von den Lebenslaufmustern, die wir und andere Forscher bei Patienten mit einer vaskulären, also durch Schäden an Blutgefäßen verursachten Demenz gefunden haben. Im Gegensatz zu später an Alzheimer Erkrankten waren Menschen, die später an einer vaskulären Demenz erkrankten, in den Jahrzehnten ihres gesunden Erwachsenenalters in besonders markanter Weise um Kontrolle und Autonomie bemüht. Als grobe Orientierung kann gelten, dass Patienten mit einer medizinischen Vorgeschichte von Bluthochdruck, Koronarer Herzkrankheit, Schlaganfällen oder Diabetes mellitus (Zuckerkrankheit) meistens eine vaskuläre und keine Alzheimerdemenz haben (Bauer, 1994).
225   Kondo et al. (1994), Friedland et al. (1997).
226   Langer und Rodin (1976).
227   Rodin und Langer (1977), siehe auch Grieson (2014).
228   Alexander et al. (1989).
229   Psychopathische, antisoziale Verhaltensmuster sind vor allem bei Menschen anzutreffen, die in ihrer Vorgeschichte selbst von Vernachlässigung, Verwahrlosung, schwerer Verwöhnung oder Gewalt betroffen waren. Auch eine mit langjähriger, ausgeprägter Verwöhnung einhergehende Erziehung kann derartige Persönlichkeitszüge zur Folge haben. Die Unfähigkeit zu Selbstkontrolle und Selbststeuerung ist nicht Merkmal der wahren Natur des Menschen, sondern Ausdruck eines krankhaften Zustandes, siehe dazu Coid et al. (2013).

Register

A

68er-Generation 14
ADHS 41, 66 f., 207, 216
Adipositas 62, 82, 216, 219
ADS 216
Affekt 9, 15, 18 f., 213
Aggressionssystem 58, 207
Ahn, Woo-kyoung 223
Alexander, Charles 230
Alwardt, Ines 216
American Cancer Society 224 f.
Amygdalae 207
Angst 9, 35, 61, 75, 88, 119, 122, 138, 151, 157 ff., 207, 216 f., 222
Ansell, Emily B. 210, 213
Ansteckung 98, 104 f., 107
Arbeiterwohlfahrt 65, 215
Arbeitsgedächtnis 20, 56, 194
Aronson, Joshua 08, 221
Aufbausystem 15, 19, 193
Aufklärung 27, 97 f., 100 ff., 228
Aufmerksamkeit 20, 147, 207, 216
Autoimmunerkrankung 225

B

Bäuerlein, Kerstin 215
Bambico, Francis R. 213
Bannenberg, Britta 213
Barefoot, John C. 223
Bargh, John 99, 205, 209, 220 f.
Basterra-Gortari, Francisco Javier 219
Baumeister, Roy 90, 205, 220
Becker-Stoll, Fabienne 215
Belohnungssystem 19, 21, 45, 49, 58, 66, 77, 122, 129, 207, 209, 211, 216
Belsky, Jay 214
Benedetti, Fabrizio 209, 222
Bensing, Jozien M. 222
Benz, Marion 217
Berger, Martijn 229
Bertelsmann Stiftung 215
Beutel, Till F. 207, 217, 225
Birbaumer, Nils 199, 202
Bischof, Gallus 225
Body Mass Index (BMI) 219
Börgermann, Christof 226

Bottom-up 15, 44, 58 f., 207, 213
Brain-Derived Neurotrophic Factor (BDNF) 223
Brauch, Markus 206
Brüggen, Niels 219
Buckholtz, Joshua W. 209, 212
Bundes-Kita-Gesetz 65
Bundesgesundheitsministerium 186, 219
Bundesverband katholischer Kindertagesstätten 65, 215
Burn-out 64, 68

C

Campbell, Frances 214
Canadian Task Force on Preventive Health Care 226 f.
Caritas Deutschland 65, 215
Casey, B. J. 208, 213
Caudle, Kristina L. 213
Cherrington, Candace C. 23
Chida, Yoichi 225
Cholecystokinin (CCK) 124
Cliffhanger-Effekt 217
Coid, Jeremy W. 230
Cole, S. W. 209
Colloca, Luana 222
Colman, Ricki J. 225
Coloskopie 227
Conditio Humana 88
Corticotropin Releasing Hormone (CRH)-Gen 224
Couzin-Frankel, Jennifer 222
Czycholl, Harald 217

D

Davidson, Richard J. 214
de Haan, Michelle 214
De Ridder, Denise T. D. 207
Deecke, Lüder 194 f., 197, 199 ff., 205, 220
DEGS Studie 219
Delay-of-Gratification Task 43 f., 45 f., 52, 144 f.
Determinismus 24, 26, 32, 188, 197, 204, 206
Deutsche Angestellten Krankenkasse (DAK) 215, 218 f.
Deutsche Forschungsgemeinschaft 216
Deutsche Gesellschaft für Ernährung 64
Deutsches Krebsforschungszentrum Heidelberg 141
Diamond, Adele 212, 216
Dijksterhuis, Ap 205
Dilk, Anja 206
Dopamin 67, 120
Dunedin-Studie 39 ff., 44, 52, 207
Dysbalance 213

E

EEG s. *Hirnstromkurve*
Ego Depletion 220
Eimer, Martin 198
Eisenberger, Naomi I. 209
Elgar, Frank J. 213
Eudaimonia 12 f., 17, 193

Evidenzbasierte Medizin 118 f., 125, 133, 152 ff., 222, 227
Exekutive Funktion 52 f., 56, 66, 68, 212

F

Facebook 85, 219
Finniss, Damien G. 222
Fischer, Ulrich 207
Flexibilität 20
Flook, Lisa 216
Forsa Institut 217
Franziskus, Papst 35, 207
Frederickson, Barbara L. 193
Freud, Sigmund 14, 27 f., 98
Friedland, Robert P. 230
Friedmann, Jan 215
Fundamentalsystem 15 f., 18 f., 21, 37 f.

G

Gabriel, Peter 34 f., 206
Gallup Studie 217
Ganztagsschule 65 f., 215
Gawrilow, Caterina 225
Gertler, Paul 214
Gewerkschaft Erziehung und Wissenschaft 65, 215
Giesler, Jürgen M. 227
Glaeser, Edward L. 206, 221
Glucocorticoid-Rezeptor (GR)-Gen 224
Goethe, Johann Wolfgang von 221
Goetzsche, Peter C. 226 f.

Goldstein, Rita Z. 212
Gollwitzer, Peter 146, 225
Gortner, Susan R. 223
Gouda, Sarah 68
Greitemeyer, Tobias 219
Grierson, Bruce 230
Grill, Markus 226 f.
Guggisberg, Adrian G. 199, 201 f., 205

H

Habermas, Jürgen 26, 203 f.
Hackenbroch, Veronika 226 f.
Haggard, Patrick 198
Hallett, Mark 198
Hare, Todd A. 210, ,213
Hawranek, Dietmar 206
Heckman, James 214
Hedonismus 12 f., 211
Heilmann, Conrad 206, 221
Heim, Christine 214
Helikoptereltern 57
Henderson, David R. 206, 221
High Delayer 208
Hippocampus 61
Hirnstamm 207, 222
Hirnstromkurve 25, 30, 195 f., 199 f.
Hofmann, Wilhelm 217
Hypothalamus 19, 207

I

Implementation Intentions 146 f.
Impuls 9, 15, 18, 20, 30, 41 ff., 44, 52 ff., 67, 69, 71, 166 f., 205, 213 f., 216

Infantilisierung 33
Inferiorer Frontaler Gyrus (IFG) 213
Inhibition 20, 205 f., 214
Insula 207, 209 f., 222

J

Jean-Paul Sartre Experience 39
Jenkins, Louise S. 223
Jo, Han-Gue 199 ff.
Juergens, Meike C. 223

K

Kade, Claudia 218
Kahnemann, Daniel 193
Kalenscher, Tobias 212
Kaltwasser, Vera 216
Kidd, Celeste 45, 208, 213
KIGGS-Studie 216, 220
Kirschner, Sebastian 215 f.
Kita 176, 215
Kliemann, Christiane 206
Knoch, Daria 213
Kobusch, Adriane B. 216
Koelsch, Stefan 215 f.
Kondo, Kiyotaro 230
Konformismus 11, 14
Koppelung 49 ff., 59, 89, 117, 121, 128 f., 166, 210 f.
Kornhuber, Hans Helmut 194 f., 197, 199 ff., 205, 220
Kyoto-Preis 26, 203

L

Laferton, Johannes A. C. 223
Laissez faire 56
Langbein, Kurt 221 ff., 226 f.
Langer, Ellen 162 f., 230
Lebowitz, Matthew S. 223
Lee, Kathleen 212, 216
Lemogne, Cédric 224
Levine, Morgan E. 224
Lewin, Kurt 217
Libertarian Paternalism s. *Nudging*
Libet, Benjamin 25, 29 f., 194 ff., 200 ff., 205
Licensing 135
Link, Charlotte 222, 229
Linkert, Christine 215
Littger, Heike 206
Low Delayer 208
Luby, Joan L. 214, 223
Ludwig, Udo 227
Luine, Victoria 229

M

Major, Brenda 225
Mani, Anandi 220
Marazziti, Donatella 209, 212
Marois, René 209, 212
Marshmallow Task (Marshmallow Test) s. *Delay-of-Gratification Task*
Marteau, Theresa M. 193, 206, 213, 218, 221, 225
Matsuhashi, Masao 198

Max Rubner Institut 224
McClintock, Barbara 224
McEwen, Bruce S. 214
Mechanismen 27, 98, 109, 113
Mental Contrasting 147
Merkel, Wolfgang 217
Meshi, Dar 219
Messenger RNA (mRNA) 222
Metzinger, Thomas 34, 206, 225
Meyer-Lindenberg, Andreas 214
Michaelsson, Karl 225, 227
Miller, Alice 193
Miller, Jeff G. 199, 214
Mindfulness-Based Stress Reduction (MBSR, Achtsamkeit-basierte Stressreduktion) 68, 83
Mischel, Walter 42, 52, 144, 208, 225
Moffitt, Terrie E. 207
Morphin 120
Motorik 21 f.
Mottaz, Anaïs 199, 201 f., 205
Moutsiana, Christina 213 f.
Müller, Ann-Katrin 215
Müller, Stephanie 212
Müller-Jung, Joachim 222
Multitasking 94
Myelinisierung 208

N

Nervenzell-Netzwerk 47, 73, 195, 200, 220
Neuroplastizität 38
Ng, Marie 219
Nordgren, Loran F. 205
Northoff, Georg 199
Nudging 34, 102, 206

O

Objektivation 194
Ochsner, Kevin N. 209
OECD 185, 212
Oettingen, Gabriele 225
Opioid-System 122
Ornish, Dean 224
Otto, Jeanette 215

P

Pabst, Alexander 218
Padilla, Alexandre 206
Paradis, Gilles 219
Pasquet, Vivian 228
Pegg, Simon 206
Perspektivendualismus 204
Petermann-Meyer, Andrea 229
Petrie, Keith J. 223
Pickert, Kate 216, 220
Pinta-Studie 214, 219
Piontek, Daniela 218
Placebo 120, 122
Plass, Dietrich 224 f.
Platon 24, 194
Pollo, Antonella 222
Powell, Joanne 210

Präfrontaler Cortex (PFC) 15,
18 f., 20 ff., 37 ff.. 44, 46 ff.,
50 ff., 56 ff., 61, 73 ff., 78, 81,
85, 88 f., 91, 109 f., 117 f.,
121 f., 125 f., 128 f., 145, 152,
156, 165 f., 168, 193, 201, 207 ff.,
211, 213, 216, 220
    Anterior Cingulär 209 f., 222
    Dorsolateral (dlPFC) 210,
    212 f.
    Orbifrontal (OFC) 54, 209 f.,
    213, 220, 223
    Ventromedial Präfrontal
    (vmPFC) 54, 209,
    210 f., 220, 223
Priming 98 ff., 104, 106, 109

R

Readiness Potential (RP) 195
Reinecke, Leonard 220
Reiz-Reaktions-Automatismus/-Ablauf 17, 56, 169
Renner, Michael J. 223 f., 229
Resonanz 48, 103 ff., 107, 109, 208
Reuter, Elmar 158 f. 227, 229
Rigoni, Davide 205
Ritalin 66
Robert Bosch Institut 220
Robert Koch Institut 216, 219
Robra, Bernt-Peter 226
Rodin, Judith 230
Rosenzweig, Mark R. 223 f., 229
Roth, Gerhard 24 f., 30, 196 ff., 200 f.
Rübben, Herbert 226
Rule, Nicholas O. 209
Rutters Child Scale (RCS) 207

S

Saghai, Yashar 206, 221
Sagioglu, Christina 219
Salimpoor, Valorie N. 215 f.
Sartre, Jean-Paul 23, 194
Satin, Jilian R. 225
Satterthwaite, Theodore D. 214
Schaaf, Julia 218
Schiller, Friedrich von 221
Schindler, Jörg 206, 217
Schmader, Toni 221
Schmidt, Stefan 68, 199, 216, 220
Schmiereffekt (Smearing Effect) 199
Schneider, Achim G. 218
Schneider, Ulf 227
Schopenhauer, Arthur 23, 33, 194
Schröder, Fritz H. 226
Schurger, Aaron 199 f.
Schurz, Matthias 212
Schwarze Pädagogik 55, 60, 63 ff., 193
Screening-Programm 226 f.
Searle, John 204
Sescousse, Guillaume 212
Shariff, Azim F. 205
Sheeran, Paschal 225
Siebenhofer, Andrea 223
Singer, Wolf 24 f., 30, 33, 196 ff., 200 f.

Slow Cortical Potentials (SCPs) 199 ff.
Smith, Richard 226
Song, Yan 225, 227
Soon, Chun Siong 201
Sotiropoulos, Ioannis 229
Spencer, Stephen J. 221
Spiegel, David 157, 228 f.
Spiegelnervenzellen 103 f., 208, 221
Spiegelneuron 103 f., 212
Spiegelungseffekt 98, 105
Spiewak, Martin 214
Spitzer, Manfred 212 f., 219 f.
Stacey, Dawn 227
Stanford University 108, 157
Steele, Claude 108, 221
Stereotype Threat 98, 106 ff., 109
Stimulus-Kontrolle 145
Stirnhirn 15, 19, 38 f., 121, 165, 193
Strombach, Tina 212
Stroop-Test 212
Sullivan, Michael 223
Sunstein, Cass R. 206, 221
Supportive-Expressive Group Therapy 157

T

Tam, Luong 68
Tang, Deborah W. 220
Taylor, Gemma 225
te Wildt, Bert T. 219
Techniker Krankenkasse Stressstudie 217

Temporoparietal Junction (TPJ) 209
Thaler, Richard H. 206, 221
Tinker, Jane E. 225
Tomasello, Michael 209, 215 f.
Tomasetti, Christian 222, 224
»Tools of the Mind«-Curriculum 67
Top-down 15, 18, 37, 44, 59, 74, 207, 213
Tost, Heike 214
Transkriptionsfaktor 223
Trevena, Judy A. 199
Trost, Wiebke 216
Trieb- oder Basissystem 15 f. 18 f., 21, 37, 44, 46, 73 f., 76 f., 91, 94, 167, 193, 207, 210
Tucker, Jalie A. 225

U

Unconscious Thought Theory (UTT) 205
UNESCO 67
Universität Berlin 217
Universität Freiburg/Breisgau 195, 199
University of Ontago 39
Use-it-or-lose-it-Prinzip 22, 56, 161, 212, 229

V

Vaish, Amrisha 209
Verheul, William 222
Virtanen, Marianna 220
Vitinius, Frank 227

Vogelstein, Bert 222, 224
Vohs, Kathleen D. 205
Volkow, Nora D. 212

W

Wagner, Ulrike 219
Weis, Joachim 227
Whitman, Glen 206, 221
Wilde Pause 215
Wilkinson, Timothy M. 206, 221
Wilson, Timothy D. 193
Windmann, Antje 227
Wisconsin Card Sorting Test (WCST) 212
Wissenschaftszentrum Berlin für Sozialforschung 219
Witt, Andreas 214
Wölfling, Klaus 220
Wundt, Wilhelm 196

Z

Zaki, Jamil 209
Zeigarnik, Bluma 217
Zeigarnik-Effekt
    s. *Cliffhanger-Effekt*
Zenner, Charlotte 216
Zentralinstitut für Psychische Gesundheit, Mannheim 214
zur Hausen, Harald 141, 224